Marion Jettenberger

1 x 1 der DEMENZbegleitung

verstehen – betreuen – pflegen

Manuela Kinzel Verlag

Die Tabellen auf S. 111 und 112 sind aus dem Buch „Sprechstunde Demenz – 111 Fragen & Antworten" von Marion Jettenberger, ISBN 978-3-95544-047-3.

Impressum:

Manuela Kinzel Verlag
73037 Göppingen
Tel. 07165 / 929 399

info@manuela-kinzel-verlag.de
www.manuela-kinzel-verlag.de

1. Auflage 2023

ISBN 978-3-95544-173-9

Inhalt

Vorwort

Liebe Leser*innen, Begleiter*innen,
betroffene An- und Zugehörige,
Pflege- und Betreuungskräfte,
Hospizbegleiter*innen,
ehrenamtliche und hauptamtliche Helfer*innen,
seit ich mit Hochbetagten und Demenzbetroffenen und deren Wegbegleitern arbeite, werde ich nach einer Art „Anleitung" oder „Leitfaden" gefragt, denn plötzlich ist man mit vielen Fragen – inklusive der damit einhergehenden Emotionen – konfrontiert, zum Beispiel:

Warum erkennt mich mein eigener Vater nicht mehr?

Warum spielt Mutti wieder mit Puppen?

Weshalb wird meine Mutter so aggressiv, wenn ich ihr doch nur helfen möchte?

Warum spricht Vater plötzlich kein Deutsch mehr, sondern nur noch seine

Muttersprache, die er seit vielen Jahren nicht mehr sprach? uvm.

Unser kleiner Ratgeber vermittelt in kompakter Form die wichtigsten Informationen darüber, was es bedeutet, „Demenz"-Erkrankte zu begleiten, zu betreuen und zu pflegen. Sie erfahren, wo man Hilfe bekommt, wie Demenzerkrankungen verlaufen uvm.
Vor allem möchte ich die Erkrankung auch greifbarer machen, damit Sie, liebe Leser, verstehen, wie es zu mancherlei schwierigen Verhaltensweisen und Konfliktsituationen kommen kann, bzw. wie man diese vermeidet, um das Leben der Betroffenen und deren Begleiter zu erleichtern. Denn neben der medikamentösen Behandlung und üblichen Therapien gibt es noch so viel mehr, was Sie für sich und Ihren Demenzbetroffenen tun können.

Alles Liebe für Sie als Begleiter, denn sicherlich halten Sie dieses Büchlein nicht ohne Grund in Ihren Händen. – Sie übernehmen eine verantwortungsvolle und überaus anspruchsvolle Aufgabe und leisten tagtäglich sehr viel für die Demenz-Betroffenen und letztlich die ganze Gesellschaft, was nicht selbstverständlich ist!

Ihre Marion Jettenberger
marionjettenberger@gmail.com

Demenz & Alzheimer

Gesellschaftlich werden die Begriffe Demenz und Alzheimer häufig nebeneinander und gleichbedeutend benutzt. Doch DEMENZ ist der Überbegriff vieler verschiedener Formen, die zudem in primäre und sekundäre Demenzen unterschieden werden; Alzheimer ist nur eine Demenzform, wenn auch die häufigste.

Die Alzheimer Demenz wurde durch den Arzt Alois Alzheimer entdeckt, seine erste Patientin hieß Auguste Deter. Sie wurde wegen „mysteriöser Symptome" 1901 in die „Irrenanstalt" gebracht. – Man beachte dabei die Ausdrucksweise von damals! Bis heute kann man dies so im Frankfurter Institut für Stadtgeschichte nachlesen.

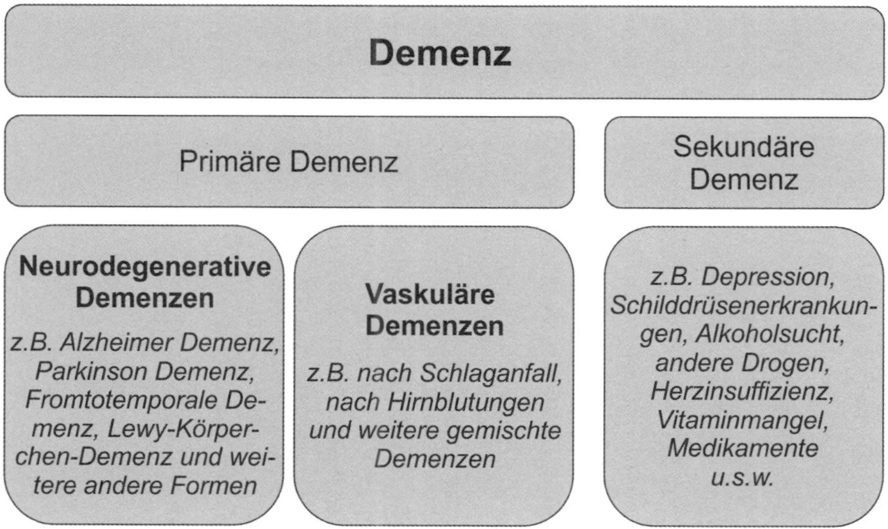
Demenz
Primäre Demenz
Sekundäre Demenz
Neurodegenerative Demenzen
z.B. Alzheimer Demenz, Parkinson Demenz, Fromtotemporale Demenz, Lewy-Körperchen-Demenz und weitere andere Formen
Vaskuläre Demenzen
z.B. nach Schlaganfall, nach Hirnblutungen und weitere gemischte Demenzen
z.B. Depression, Schilddrüsenerkrankungen, Alkoholsucht, andere Drogen, Herzinsuffizienz, Vitaminmangel, Medikamente u.s.w.

Dort ist auch der damalige Anamnese-Dialog, oder besser gesagt Demenz-Test, mit der Abfrage von zeitlicher, örtlicher, situativer und persönlicher Orientierung bzw. Desorientierung ausgestellt. Im Grunde werden Patienten und deren Angehörige im Rahmen einer Anamnese und Diagnostik heutzutage noch genauso befragt, nur sprachlich in anderer Form.

Erste Anzeichen – Symptome

Viele fragen sich bei auftretenden Veränderungen, beispielsweise bei Vergesslichkeit, ob das bereits eine Demenz sein kann. Nachfolgende Anzeichen können schon bei einer beginnenden Demenz beobachtet werden:

Frühwarnzeichen

- **Zunehmende Vergesslichkeit**
  Häuft sich die Vergesslichkeit, z.B. wenn regelmäßig Termine vergessen werden oder unerklärliche Verwirrtheitszustände auftreten, dann kann dies ein erstes Anzeichen sein.

- **Verlegen von Dingen**
  Bei Menschen mit Demenz kommt es vor, dass sie ihre Brille oder ihren Schmuck in den Kühlschrank oder an andere unerklärliche Orte legen und sie dann nicht wiederfinden. Dies geschieht häufig auch in Verbindung mit Anschuldigungen: „Hier muss mir jemand etwas klauen!“ Beim Auffinden heißt es: „Wer hat das denn da hingelegt, das gehört doch nicht hier rein!“

- **Schwierigkeiten bei eigentlich gewohnten Handlungen/Abläufen**
  Menschen mit Demenz vergessen den Ablauf von eigentlich gewohnten Handlungen. Sie richten z.B. alles für Pfannkuchen her, stellen bereits die Pfanne auf den Herd, erhitzen diese mit Butter ... und dann wissen sie plötzlich nicht mehr weiter.

- **Sprachprobleme**
  Menschen mit Demenz finden häufig nicht mehr die richtigen Worte, einfachste Worte fallen ihnen plötzlich nicht mehr ein. Stattdessen werden diese Lücken mit anderen, eventuell unpassenden Worten gefüllt. Dies erschwert die Kommunikation.

- **Probleme mit dem abstrakten Denken**
  Menschen mit Demenz können häufig keine Dokumente mehr ausfüllen oder ihr eigenes Konto nicht mehr führen.

Nicht selten können die Betroffenen einfache Aufgaben nicht mehr ausrechnen.

- **Erste räumliche und zeitliche Desorientierung**
  Viele betroffene Menschen vergessen Wochentage und stehen dann am Sonntag verwundert vor dem Supermarkt, oder sie gehen am Abend um 21 Uhr zum Bäcker, in der festen Überzeugung, es sei 9 Uhr am Morgen. Sie gehen spazieren und finden den Weg nach Hause plötzlich nicht mehr, sogar wenn sie in der richtigen Straße stehen, wenige Schritte vom Zuhause entfernt.

- **Stimmungs- und Verhaltensänderungen**
  Die Stimmung der Betroffenen ist anfänglich häufig von Schwankungen geprägt. Oft wechseln sich Niedergeschlagenheit und Depression (begrün-

det durch die vielen Veränderungen wie Vergesslichkeit, Wortfindungsstörungen, Scham usw.) mit starker Reizbarkeit (auf Grund des Versuches, die Fehlleistungen zu verbergen, damit niemand etwas bemerkt) ab. Dies wirkt sich auf die Kommunikation und das Verhalten aus.

- **Verlust der Eigeninitiative**
  Demenzkranke verlieren häufig das Interesse an Hobbys und Freizeitbeschäftigungen, allgemein sind sie weniger motiviert und interessiert und wirken oft auch teilnahmslos und müde.

Diagnosekriterien

Die Diagnose Demenz wird nach den international anerkannten Kriterien des **ICD-11** (Internationale Klassifikation der Krankheiten) gestellt. Dabei ist die wesentliche Voraussetzung der Nachweis einer Abnahme des **Gedächtnisses** und des

Denkvermögens mit beträchtlicher Einschränkung der Alltagskompetenz.

Störung des Gedächtnisses:

- Aufnehmen, Speichern und Wiedergeben von Informationen
- Verlust von früher Gelerntem und Vertrautem

Beeinträchtigung des Denkvermögens:

- Störung der Urteilsfähigkeit, Verminderung des Ideenflusses, Beeinträchtigung der Informationsverarbeitung

Und durch beide Bereiche entsteht eine damit verbundene Einschränkung der Lebensführung und Alltagskompetenz.

Angelehnt an ICD-11

Fragebogen zur Einschätzung

Um eventuelle Beobachtungen im Alltag besser einschätzen zu können, möchte ich Ihnen einen Fragebogen bzw. eine Fremdanamnese zur Verfügung stellen. Denn nur durch diese analytische Betrachtung und Auswertung der Beobachtungen kann man gezielt einschätzen, ob es sich um eine Demenz handeln könnte.

FRAGEBOGEN für Angehörige

- Hat sich das alltägliche Verhalten Ihres Angehörigen verändert?
- Ist Ihr Angehöriger mehr in sich gekehrt, traurig oder depressiv?
- Weigert er/sie sich, das Haus zu verlassen?
- Hat Ihr Angehöriger Probleme mit Veränderungen?
- Lebt er/sie mehr in der Vergangenheit als in der Gegenwart?

- Verliert er/sie leicht die Orientierung, z.B. beim Einkauf oder Spaziergang?
- Vergisst er/sie häufiger Geburtstage und andere wichtige Termine?
- Leidet der Angehörige unter Schlafstörungen?
- Reagiert er/sie übertrieben ängstlich oder misstrauisch?
- Hört Ihr Angehöriger Stimmen und bedrohliche Geräusche?
- Ist Ihr Angehöriger ständig unruhig, wandert planlos umher?
- Reagiert er/sie öfter ohne ersichtlichen Grund gereizt, beschimpft er/sie andere?
- Wird er/sie schnell aggressiv und greift andere tätlich an?
- Erkennt er/sie sich im Spiegel selbst nicht mehr?
- Weiß er/sie den eigenen Namen und das Geburtsdatum nicht mehr?

Die Beantwortung der Fragen mit JA kann ein Hinweis auf eine beginnende Demenz-Erkrankung sein. Dann empfehle ich, einen (Fach-)Arzt/Ärztin aufzusuchen. An unserem Fragenbogen können Sie gut erkennen, dass Vergesslichkeit allein noch lange kein sicheres Symptom für eine Demenz ist. Viele Menschen sind im hohen Alter auch einfach nur altersentsprechend vergesslich. Außerdem tritt Vergesslichkeit auch bei vielen anderen Krankheiten, zum Beispiel bei Depression, oder auch bei Flüssigkeitsmangel auf. Sollten Sie sich Sorgen machen, lassen Sie sich einen Termin bei einer sogenannten Gedächtnis-Sprechstunde in einer Facharztpraxis für Gerontopsychiatrie geben. Am Ende dieses Buches finden Sie außerdem noch 2 Tabellen. Mit einer können Sie prüfen, ob es sich eher um eine Demenz oder normale Altersvergesslichkeit (Seite 111) handelt, mit der anderen, ob es sich eher um eine Depression oder Demenz (Seite 112) handeln könnte, da sich die Symptome überschneiden und ähnlich sein können.

Schweregrade & Verlauf

Demenzerkrankungen verlaufen schleichend. Oft werden die ersten Symptome erst viele Jahre später wahrgenommen, weil der Mensch mit Demenz die Symptome so lange wie möglich versucht zu überspielen.
Klinisch wird in drei Schweregrade bzw. Stadien unterschieden. Wie die Erkrankung verläuft, auch wie schnell, oder wie die Betroffenen sich verhalten, dafür gibt es keine pauschale Antwort, da dies sehr unterschiedlich ist. Die Grafik bildet den ungefähren Verlauf mit den Symptomen und veränderten Verhaltensweisen in den verschiedenen Stadien ab.

Leicht	Mittel	Schwer
• Vergesslichkeit • Unruhe • depressive Verstimmung • erste Orientierungs-schwierigkeiten • Stimmungsschwankungen, Reizbarkeit • 1. Stadium wird vom Betroffenen deutlich wahrgenommen und als belastend empfunden, „Hier stimmt was nicht!“ • häufig überspielt wg. Schamgefühlen • selbständige Lebensführung gefährdet • evtl. Isolation & Rückzug	• Verlust v. Alltagskompetenzen • Verlust v. Kurzzeitgedächtnis • Verlust der zeitlichen, örtlichen, situativen Orientierung • misstrauische Grundhaltung • manchmal zusätzlich Wahn & Halluzinationen • 2. Stadium wird nicht wahrgenommen, keine Krankheitseinsicht, Selbständigkeit geht nahezu verloren, autonomes Leben nicht mehr möglich • herausfordernde Verhaltensweisen • essen, sich waschen und kleiden nur mit Hilfe möglich	• selbständige Lebensführung nicht mehr gegeben, 24 Std.-Pflege und Betreuung notwendig • völlige Desorientierung, Zeit und Raum spielen oft keine Rolle mehr • oft Immobilität • Inkontinenz • Sprachverlust • oft kindliches Verhalten • Identitätsverlust – Wesensveränderung

Leider ist eine Demenz nicht heilbar oder aufhaltbar. Der Verlauf ist progedient, das heißt, sich nach und nach verschlechternd. Aber dies bedeutet nicht, dass wir nichts tun können! Wir können noch sehr viel tun, um noch vorhandene Fähigkeiten so lange wie möglich zu erhalten. Wichtig sind nicht nur die Benennung der Symptome (und damit Defizite), eine ärztliche Diagnose sowie eine medikamentöse Behandlung, sondern viel mehr ein individueller Blick auf die Ressourcen. Man muss die vielen Veränderungen durch die Demenz annehmen, um sich den täglich neuen Herausforderungen, welche die Erkrankung mit sich bringt, immer wieder mutig und aufs Neue stellen zu können. Auch wenn dies den Begleitern sehr viel abverlangt. Deshalb lohnt es sich, sich in die Welt der Betroffenen einzufühlen, um diese besser zu verstehen, was durch die folgenden Übungen möglich ist.

Demenz „verstehen“

Ein großes Anliegen ist es mir, die Demenz greifbarer zu machen, ja mehr noch zu verstehen, wie sich der Betroffenen fühlt, warum er manchmal so schwierige Verhaltensweisen zeigt usw.
Wir wissen alle nicht, wie es in dem Demenzbetroffenen aussieht, was er denkt, fühlt, welche Not er hat. Wir können es allenfalls durch Beobachtungen erahnen. Wir können uns jedoch immer wieder einfühlen und versuchen, die Welt mit seinen Augen zu sehen, in seinem Tempo zu gehen, denken und handeln. Genau dafür habe ich nachfolgende Empathie-Übungen entwickelt. So können wir Begleiter die Perspektive wechseln, uns in die Welt der demenziell veränderten Menschen begeben, um unsere Zu-Begleitenden besser „in ihrer Welt“ zu erreichen und Rückschlüsse auf so manches

Verhalten oder gar auf Phänomene der Demenzerkrankung ziehen zu können.

Hinweis:
Bitte lassen Sie sich jeweils Schritt für Schritt nach Anleitung darauf ein und überspringen Sie keine Zeilen. Das ist wichtig – Sie werden davon profitieren!

Empathie-Übung 1: „Ich"

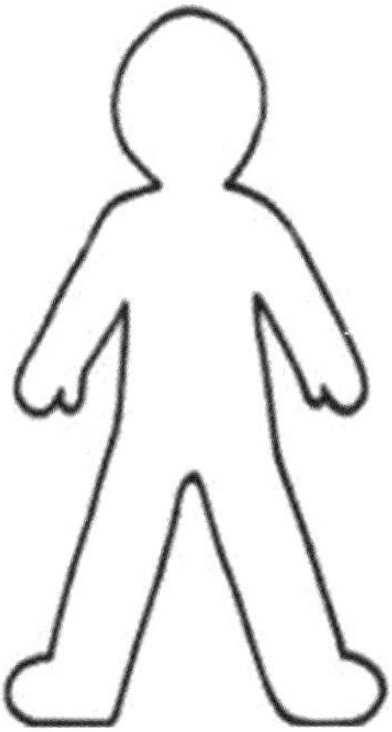

Für diese Übung benötigst du 1 DIN A4 Blatt, Schere, Bleistift, Radiergummi.

1. Zeichne die Umrisse eines Körpers auf dein Blatt Papier, etwa wie rechts im Bild.
2. Schneide die Figur aus.

3. Räume die Abschnitte und alles um die Figur herum weg.
4. Diese Figur bist nun DU – dein Spiegelbild sozusagen.

Trage dort hinein mit dem Bleistift **ALLES, WAS DICH ausmacht, deine unverkennbare Identität.**

Wer bist du?

Was macht dich aus?

Welche Rollen hast du inne? Mutter, Vater, Kind, Schwester, Malerin …

Wofür stehst du? Welche Werte? Welche Normen? Gerechtigkeit? …

Was magst du? Was geht dir gegen den Strich?

Was hast du alles in deinem Leben erreicht?

Gab es auch Niederlagen?

Was waren wichtige Meilensteine? Schlüsselmomente?

Wer waren wichtige Wegbegleiter?

… nimm dir dafür mind. 20 Min. in Ruhe Zeit (denn du bist auch keine 17 mehr), mach dann etwa 5 Min. Pause, bevor es weitergeht …

5. Bevor du weitermachst, lass das Bild, dein Spiegelbild, noch einmal auf dich wirken. – Bist das du? Fehlt noch was? Erst dann geht es weiter.
6. **Das alles bist du – deine Identität! Doch was, wenn diese beginnt zu bröckeln?**

   Nun bitte ich dich, den nachfolgenden Text zu lesen und alles auszuführen, was du liest:

   Stell dir vor, du bist 83 Jahre alt – mit all diesen vielen Erfahrungen & Erinnerungen in dir. Doch nach und nach wirst du schussliger, verwirrter, vergisst mehr und mehr. Die beginnende Demenz schleicht sich hinterrücks an und stiehlt dir jeden 3. Begriff, also jede 3. Erinnerung / Erfahrung aus deinem Leben.

7. *Bitte radiere nun jedes 3. Wort aus deiner Zeichnung.*
Wähle dabei nicht aus, welches Wort, denn auch die Demenz lässt dir keine Wahl! Einfach jedes dritte Wort auslöschen.
Die Demenz ist dabei gnadenlos und löscht einen Teil von dir einfach aus. – Und die Demenz schreitet weiter fort – weiter und weiter, du vergisst immer noch mehr … – Und schon befindest du dich im 2. Stadium der Demenz.

8. *Bitte radiere nun jedes 2. Wort aus deiner Zeichnung.*
Wähle dabei wieder nicht aus, welches Wort vielleicht nicht so wichtig wäre, denn auch die Demenz lässt dir keine Wahl!
Einfach jedes 2. Wort wegradieren.

Die Demenz stiehlt dir immer mehr Erfahrungen und Erinnerungen aus deinem Leben – unwiderruflich. Deine Zeichnung, dein Körper wird immer leerer ... Und doch schreitet die Demenz weiter fort, in die 3. Stufe. Und hier löscht sie auch noch den ganzen Rest, bis auf 1 Begriff aus ...

9. *Bitte radiere nun alles bis auf 1 Begriff aus deiner Zeichnung.*
   Wähle dabei wieder nicht aus, verhandle nicht mit dir, was dir wichtiger wäre zu „behalten", denn auch die Demenz lässt dir keine Wahl!

Zusätzlich zur demenziellen Erkrankung wirst du immobil und bist nun ganz auf dein Bett reduziert – bettlägerig. Dort verlierst du mehr und mehr auch dein Körpergefühl, wo du anfängst, wo du aufhörst. Es sollte aber noch schlimmer kommen, denn du erleidest einen Schlaganfall, erholst dich nie mehr ganz und kannst deine linken Extremitäten nicht mehr bewegen, sie sind gelähmt.

10. ***Bitte trenne von deiner Zeichnung den linken Arm und das linke Bein ab.*** *(Falls dir das zu heftig ist, lass es und nimm einfach nur wahr, was genau das „Heftige" ist.)*

    Du hast trotzdem immer wieder das Bedürfnis aufzustehen und fällst schließlich einige Zeit später aus dem Bett – Oberschenkelhalsbruch rechts.

11. ***Bitte reiß rechts beim Oberschenkel deiner Zeichnung eine kleine Ecke ein.*** *(Falls dir das zu heftig ist, lass es und nimm einfach nur wahr, was genau das „Heftige" ist.)*

12. Als du nach dem Krankenhaus nach Hause kommst, ist eine neue Betreuungskraft bei dir, die ganz viel von deiner Biografie weiß, beispielsweise wie gern du singst und musizierst. –

Und sie stellt dir deine Lieblingsmusik an, macht mit dem verbleibenden rechten Arm verschiedene Bewegungen und Übungen im Takt dazu. – Was für eine Freude!

Wie geht es dir?
Wie ging es dir beim Herauslöschen, mit dem Verlust von Erinnerungen, dem Zerfall deiner Identität und dem Gedächtnis?
Wie ging es dir mit dem zusätzlichen körperlichen Abbau und Zerfall?
Was ist dein Fazit?

Fazit: So kann sich ein Hochbetagter Mensch mit beginnender bis fortgeschrittener Demenz mit dem geistigen und körperlichen Zerfall fühlen. Das „Sich-verlieren" und „Entschwinden" von Erinnerungen und der Identität ist für den Betroffenen sehr bedrohlich, macht Angst und bereitet schmerzliche Verlustgefühle.

Empathie-Übung 2: „Komischer Raum“

Lies nachfolgendes Beispiel Zeile für Zeile in Ruhe durch und prüfe, wie es dir, wenn du dich ganz in diese Situation einfühlst, geht.

Stell dir vor, du wohnst in einem Alten- und Pflegeheim. Ganz klar und bewusst ist dir das nicht, aber in deinem Zimmer fühlst du dich wohl, ja wie Zuhause, es ist schön hier, dein eigenes kleines Reich. Da hängen die Fotos von den Kindern, Fotos aus vergangenen Zeiten. Viele Erinnerungsstücke sind hier, die Bettwäsche ist die Bettwäsche, die du dein Leben lang schon aufgezogen hast. Und da steht der alte Ohrensessel, dort drüben dein alter Schreibtisch. Hier fühlst du dich wohl, wenn da nicht immer jemand käme, um dich abzuholen ... in so einen komischen weißen Raum ...

Die Tür geht auf und zwei weiß gekleidete Menschen kommen auf dich zu. Sie haben Namenschildchen auf der Brusttasche, weiße Gummischuhe und Plastikschürzen. Und schon zerren sie dich erneut den Gang entlang, wieder in so einen weißen Raum wie das letzte Mal. Dabei reden sie alles Mögliche, doch du verstehst nicht, was. Du verstehst sie einfach nicht. Im weißen Raum angekommen, schließen sie die Tür hinter dir. Dort in der Mitte steht ein großes weißes Ding und da oben an der Decke hängt so etwas wie ein Haken mit einer kleinen Schlinge. Die ist auch weiß. Rechts an der Wand steht so ein Abzieher nebst einem Abflussdeckel, am Rand stehen auch noch weiße Stiefel. Alles ist weiß gekachelt. Es ist kalt und es riecht außerdem so komisch, so modrig und irgendwie feucht, ein ganz komischer Geruch … Jetzt beginnen sie, dich auszuziehen, komplett. Dabei reden sie wieder irgendwas, was du nicht verstehst. – Reden die wirklich mit dir? Oder über dich? Oder miteinander? Was passiert jetzt hier mit dir? Was machen die mit dir? Was haben die vor?

WAS denkst und fühlst du, welche Bilder kommen dir in den Kopf? JETZT, in dem Moment, direkt nach bzw. schon während dem Lesen? Welche Emotionen oder auch Impulse entstehen in dir?

<u>Fazit:</u> Viele meiner Kursteilnehmer, die ich bitte, die Augen zu schließen, während ich den Text vorlese, sagen danach, sie dachten währenddessen, sie kämen zur Schlachtbank oder in eine Gaskammer.
Der Versuch zeigt, wie ein für uns „harmloses Duschen" – weil es nicht mehr verstanden wird – als „Hinzerren" und ungut bis bedrohlich wahrgenommen werden kann.

Empathie-Übung 3: „Weiße Wand“

- Setze dich vor eine weiße Wand.
- Schaue bzw. „starre“ diese weiße Wand 15 Min. lang mit einem Abstand von max. 60 cm an.
- BEWEGE dich dabei NICHT, auch dann nicht, wenn dich der Zeh juckt oder du Nackenschmerzen bekommst.
- Schau/starre nur die weiße Wand an – und beobachte dabei, was in dir, mit deinen Gedanken und auch deiner Körperwahrnehmung passiert.
- Bewege dich dabei bitte nicht, meditiere nicht, lenk dich nicht mit gezielten Gedanken ab. Bitte sitz einfach nur da, schaue und nimm wahr.
- Am besten, du stellst dir für die 15 Min. einen Wecker oder das Handy.
- Notiere dir im Anschluss und ohne zu viel Zeit verstreichen zu lassen, all das, was dir an Gedanken gekommen ist,

was du gefühlt und wahrgenommen hast.

- Für den Fall, dass du die Übung vorher abbrechen musst, was kein Problem ist, notiere das, was „unaushaltbar“ war, weshalb du vorab abbrechen musstest.

Wie ging es dir? Was hast du wahrgenommen? Welche Gedanken kamen? Welche Impulse hattest du?

FAZIT: Viele meiner Kursteilnehmer beschreiben die volle Bandbreite an Wahrnehmungen, die man auch mit Symptomen gleichsetzen kann, die im Alter und bei Demenz entstehen können. Dabei geht die Übung nur 10 – 15 Min.
Reizarmut und Nichtstun. – Was passiert mit einem, wenn man viel länger ohne Sinnesreize lebt, immer nur den gleichen An- und Ausblick hat, z.B. in einem Roll-

stuhl sitzend oder in einem Pflegebett liegend? Dann entstehen häufig Symptome wie Jucken, Schmerzen, Langeweile, Müdigkeit und Brennen der Augen. Man meint, die Wand würde sich bewegen, auf der weißen Wand wären plötzlich Punkte (Halluzinationen?), manch einer wird aggressiv oder depressiv, hat negative Gedanken usw. Deshalb müssen wir Menschen mit Demenz aktivieren, gezielt die Sinne ansprechen und uns ihnen zuwenden, eine gute Tagesstruktur anbieten, Motorik und Kognition aktivieren. – Letztlich müssen wir die Betroffenen in ihrer Welt erreichen, sonst verarmen sie emotional, geistig und körperlich, ziehen sich noch mehr in ihre innere Welt zurück und hospitalisieren.

Empathie-Übung 4: „Ich muss warten!"

Lies nachfolgendes Beispiel Zeile für Zeile in Ruhe durch und prüfe, wie es dir geht,

wenn du dich ganz in diese Situation einfühlst.

Stell dir vor, du bist 81 Jahre alt. Das weißt du jedoch leider nicht mehr. Du fühlst dich wie ein 5, 6 maximal 7 Jahre junges Kind und wartest in deinem schönen rosa Sommerkleidchen an der Haustür (am Ende des Ganges im Altenheim) auf deinen älteren Bruder, der noch in der Schule ist, aber jeden Moment nach Hause kommen wird. Plötzlich sagt dir eine von oben bis unten in weiß gekleidete Frau, du sollst zum Mittagessen mitkommen. Als du dich dagegen wehrst, weil du ja auf deinen Bruder warten musst, denn so war es abgemacht, sagt sie, du sollst dich zusammenreißen, du seist schließlich 81 Jahre alt und dein Bruder sei längst tot, weil er doch im Krieg damals gefallen ist. Dabei versucht sie, dich in die andere Richtung zu schieben.

- *Wie geht es dir in dem Moment?*
- *Welche Emotionen oder auch Impulse entstehen in dir?*
- *Was ist dein Fazit aus dieser Übung?*

Fazit: Menschen mit Demenz leben oft in ihrer Welt von damals und bringen dies mit unserem „Jetzt“ nicht in Einklang. Siehe hierzu auch Übung Nr. 6 ab Seite 40 dazu. Wichtig ist es, sie in ihrem Damals abzuholen, indem wir zunächst ihr Damals, beispielsweise das Warten auf den Bruder, ernstnehmen und sie nicht noch zusätzlich damit verwirren, er sei verstorben, auch wenn es so ist. In ihrer für sie realen Welt lebt ihr Bruder und sie wartet ganz selbstverständlich und zuverlässig auf ihn.
Der richtige Umgang und die richtige Kommunikation in dieser Situation sind ab Seite 45 beschrieben.

In diesem Kapitel möchte ich Sie, liebe Begleiter, ins Fühlen bringen, um Sie bewusst die Perspektive der Betroffenen erspüren zu lassen und die Welt aus deren Sicht verstehen zu können.

Empathie-Übung 5: „Zeitlupe – Entschleunigen"

Nimm dir bitte einen Stift und einen Zettel und notiere dir die einzelnen Schritte, die du benötigst, um eine Toilette aufzusuchen und dort die nötigen Tätigkeiten zu erledigen.
Nummeriere die einzelnen Schritte bitte durch.

1. *Blase und Darm drücken. – Ich muss mal.*
2. *Ich stehe auf, bewege mich in Richtung Toilette.*
3. ***... führe die Liste bitte so fort ...! Und lies erst dann hier weiter, wenn du fertig bist!***

Na? Wie viele Schritte sind es, bis du dein Geschäft erledigt hast?
Sind es weniger als 10?
Weniger als 20?

Schau dir JETZT mal mein Ergebnis ab Seite 113 an!

FAZIT: Bei dieser Übung zeigt sich, wie wichtig es ist, in der Interaktion mit dem Demenzbetroffenen zu entschleunigen, weil wir im Alltag oft viel zu schnell agieren, viel zu „automatisiert". Dabei unterschätzen wir, wie komplex solche Dinge wie Toilettengang, sich ein Brot schmieren oder Tee kochen für Menschen mit Demenz sein können. Weiter erklärt die Übung, wie nach und nach die Alltagskompetenz auf Grund des Verlustes vom komplexen Denken und Handeln verloren geht und die Menschen sich nicht mehr selbst versorgen können.

Empathie-Übung 6: „Wer ist Frau Huber?"

Andere Welt & Zeit

Menschen mit Demenz sind oft irgendwie wie „aus der Zeit gefallen", wie in ihrer eigenen Welt, einem „Damals", was sie mit der parallel „hier und jetzt" stattfindenden Welt nicht zusammenbringen können.

Einfaches Beispiel: Die 86-jährige Anna Huber versorgt gerade ihr Baby – in ihrer Welt von damals, welche sie als jetzt empfindet. Da ist sie 21 Jahre alt und heißt Meier. Mit 40 Jahren heiratete sie ein 2. Mal, nachdem der erste Ehemann verstorben war. Seither heißt sie mit Familiennamen Huber. Eine Pflegekraft will sie im „Hier und Jetzt" zum Mittagessen holen. Es ist außerdem sehr heiß und Anna Huber muss dringend Flüssigkeit zu sich nehmen. Für uns heißt sie HIER und JETZT Frau Huber und spielt „nur" mit

Puppen. Als die Pflegekraft sie mehrmals mit Frau Huber anspricht, reagiert sie gar nicht. Warum? Schauen wir uns das mal auf einer Zeitschiene an:

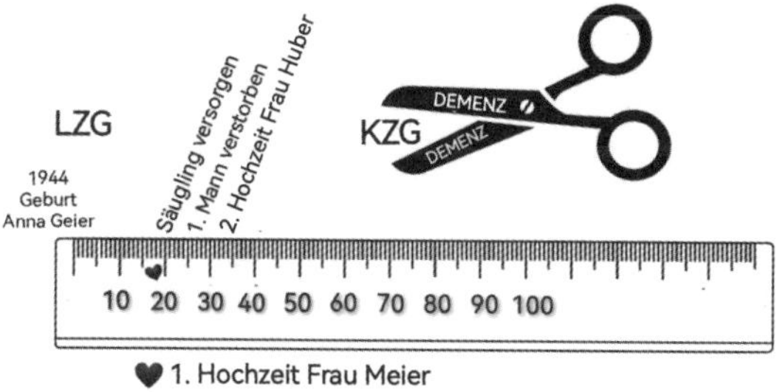

Das Kurzzeitgedächtnis (KZG) geht nach und nach verloren und der Betroffene geht in seiner Demenz immer weiter zurück, oft ins junge Erwachsenenalter, später auch oft in die Kindheit, denn das Langzeitgedächtnis (LZG) bleibt häufig noch lange erhalten. So erklärt sich auch, warum viele Demenzbetroffene noch Gedichte oder Lieder mit langen Texten auswendig können, obgleich sie ihren eigenen Namen nicht mehr wissen.

Im Fall von Frau Huber reagiert sie nicht auf ihren jetzigen Namen, weil ihr der nicht mehr bewusst ist. Sie hat wohl das Wissen um alles, was etwa nach der Geburt des Kindes, als sie 21 war, verloren. Man könnte, um ihre Biografie wissend, versuchen, sie mit Frau Meier anzusprechen. Irgendwann geht sie vielleicht noch weiter in die Kindheit zurück und man sollte sie bewusst mit Frau Meier oder gar nur mehr mit Anna ansprechen, um sie zu erreichen.

Es ist unsere Aufgabe, uns in die Welt von damals zu begeben, eine Brücke von jetzt zu damals zu bauen, um Anna Huber – damals namens Meier und Mutter eines kleinen zu versorgenden Babys – abzuholen, wo sie steht.

Es gibt noch viele ähnliche Phänomene des Lang- und Kurzzeitgedächtnisses bei Demenz; sei es, dass Menschen, die in ihrer Kindheit nach Deutschland kamen, jedoch zuvor ihre Muttersprache lernten, plötzlich nur noch ihre Muttersprache und nicht mehr Deutsch sprechen. Oder der Ehemann, dessen Frau längst verstorben ist, der sie aber immer noch sucht, weil aus seinem Gedächtnis alles ab dem Tod der Ehefrau gelöscht ist, usw.

Hier ist ein Lineal für deine Biografie:

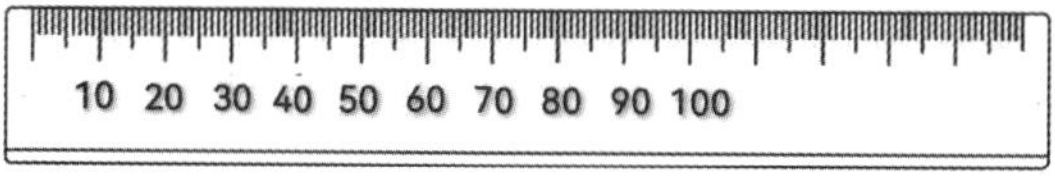

Nimm dir einen Stift und zeichne deine Schlüsselmomente oder Meilensteine ins Lebenslineal ein. Nimm dann eine Schere – symbolisch für die Demenz –, die dann rückwärts nach und nach immer mehr Millimeter / Jahre wegschneidet, also löscht ... So kann man sich den Verlust des Kurzzeitgedächtnisses und das Übrigbleiben oder „Wachwerden der Kindheit" des Langzeitgedächtnisses erklären.

An was kannst du dich nicht mehr erinnern? Je nachdem, wie alt oder wie jung du bist, kommt ja noch einiges hinzu…

Weiterführender Filmtipp:
Um in die Welt von Demenzbetroffenen realistisch abzutauchen, eignen sich auch Filme mit realistischem Drehbuch, z.B. „Stiller Abschied“ mit Christiane Hörbiger oder „Mein Vater“ mit Götz George. Beide sind im Internet zu finden.

Lese-Tipp:
Außerdem empfehle ich mein (Tage-) Buch einer Betroffenen **„Mein Name ist Klara“**, ISBN 978-3-95544-092-3.

Kommunikation & Umgang mit Betroffenen

Mit fortschreitender Demenz werden auch der Umgang und die Kommunikation mit dem Erkrankten immer schwieriger. Deshalb nachfolgend einige Kommunikations- und Umgangs-Tipps:

- ✓ Suchen Sie Blickkontakt auf Augenhöhe!
- ✓ Nehmen Sie sich Zeit – begegnen Sie in Ruhe!
- ✓ Sprechen Sie in einfachen, kurzen Sätzen!
- ✓ Packen Sie nicht zu viele Informationen in einen Satz!
- ✓ Begleiten Sie die Sprache mit Zeichen, Gestik und Mimik!
- ✓ Wiederholen Sie wichtige Informationen zeitnah!

- ✓ Widersprechen oder verbessern Sie den Betroffenen nicht!
- ✓ Sprechen Sie wie mit jedem anderen Erwachsenen auch (bitte keine Babysprache)!
- ✓ Mit einer bewusst leisen und sanften Stimme können Sie beruhigen.

Je weiter die Demenz fortschreitet, desto wichtiger wird neben der verbalen Kommunikation auch die nonverbale (Gestik & Mimik) und paraverbale (Zwischentöne, z.B. Stimmlage, Sprechgeschwindigkeit, Lautstärke) Kommunikation.
Eine Methodik, die sich in der Begleitung Demenzbetroffener inzwischen bewährt hat, ist das Konzept der Validation, worauf ich kurz eingehen möchte. Falls Sie diese noch weiter vertiefen möchten, holen Sie sich weiterführende Literatur über Validation von den Begründerinnen Nicole Richards und Naomi Feil.

Mit „validieren" ist nichts anderes gemeint, als dem Menschen mit Demenz in einer wertschätzenden Haltung und Gesprächsführung zu begegnen. Ihm soll mit einer bejahenden, akzeptierenden, nicht korrigierenden Sprache und Haltung begegnet werden, welche die Bedürfnisse des Betroffenen zu verstehen und zu spiegeln versucht.

Grundlage dafür sind 8 Grundsätze:

1. Alle Menschen sind einzigartig und müssen als Individuen behandelt werden.
2. Alle Menschen sind wertvoll, egal wie verwirrt sie sind oder wirken.
3. Alles hat einen Grund, auch das Verhalten des Erkrankten.
4. Ich kann von außen keine Verhaltensänderung erzwingen.

5. Ich muss Menschen annehmen und akzeptieren, ohne zu werten oder zu urteilen.
6. Zu jedem Lebensabschnitt gehören bestimmte zu bewältigende Aufgaben.
7. Gefühle müssen ernstgenommen, anerkannt und für „gültig erklärt werden".
8. Empathie schenkt Verständnis, schafft Vertrauen und stellt die Würde des Menschen wieder her.

Angelehnt an das Konzept von Naomi Feil

Ein Beispiel: Eine 72-jährige verwirrte Dame läuft aufgeregt im Gang umher und sagt: „Ich muss heim zu meiner Mama."

Falsch wäre: „Ihre Mutter ist doch schon tot!" – Auch wenn es der Tatsache entspricht.
Für die 72-jährige Dame ist es ihre Realität, dass sie jetzt zu ihrer Mama heimgehen muss.

Welchen Nutzen hat es, der Demenz-Kranken 72-Jährigen zu sagen: „Sie sind jetzt 72 Jahre und Ihre Mutter ist schon lange tot!“ Mit so einer Aussage kann man sehr viel kaputt machen, das Vertrauen zerstören und zudem in diesem Fall auch noch Trauer über den Verlust der Mutter auslösen.

Richtig ist: „Ah, Sie müssen dringend heim zu Ihrer Mutter!“ Damit erklären Sie das Gefühl der Frau für gültig und nehmen sie mit ihrem Stress, schnell nach Hause zu müssen, ernst.

Der Grundsatz lautet also vereinfacht:
Mein Gegenüber aussprechen lassen, nicht wider- oder dagegensprechen, empathisch nachfragen, Bezug darauf nehmen, Emotionen damit ernstnehmen und für gültig erklären.

Warum? Wenn wir versuchen, mit Betroffenen zu diskutieren oder ihnen zu erklären, was richtig und was falsch ist, befinden wir uns auf der kognitiven Ebene. Auf der kognitiven Schiene erreichen Sie Menschen mit Demenz in der Regel nicht mehr. Und Gefühle dulden keinen Widerspruch, Gefühle sind, wie sie sind, diesen brauche ich nicht zu widersprechen. Gehen Sie stattdessen auf die Gefühle des Betroffenen ein, nehmen Sie ihn ernst, erklären Sie diese Emotionen für richtig und wichtig und somit auch ihn und seine Welt für richtig!

TIPP:

Spätestens im letzten Stadium der Demenz ist häufig sogar „weniger mehr“. Viele der Betroffenen genießen auch ein schweigendes Beisammensitzen, die Hand gehalten zu bekommen, an der Schulter berührt zu werden oder ein Streichen

über den Rücken. Wichtig ist nämlich, das Gefühl zu erleben: „Ich bin nicht allein“, „Ich werde gesehen“, oft nur für wenige Minuten oder einen Moment.
Gerade Berührungen und ein bejahender Blick vermitteln oft viel mehr Zuneigung und Wertschätzung.
Nutzen Sie mit dem Fortschreiten der Demenz auch zunehmend alle Kommunikationsarten bewusster, vor allem nonverbale und paraverbale!

verbal	nonverbal	paraverbal
• gesprochenes Wort • Geschriebenes	• Gestik • Mimik • Körperhaltung	• Stimmlage • Sprechtempo • Lautstärke • Sprechpausen • Wortwahl • Aussprache

Umgang mit schwierigen, herausfordernden Situationen

Schwierigkeiten, die in der Begleitung, Betreuung und Pflege Demenzbetroffener auftreten, sind von Fall zu Fall verschieden. Sie werden bestimmt von der individuellen Persönlichkeit der betroffenen Person, von deren Lebensumständen sowie des ebenso einzigartigen Begleiters / Pflegers – bei Angehörigen sogar zusätzlich von deren gemeinsamer Biografie – und vom Stadium der Krankheit.
Genauso individuell müssen auch die Lösungen sein, es gibt nämlich nicht DEN einen Weg oder gar ein Patentrezept.

Grundannahmen

1. **Jedes Verhalten hat einen Sinn und ist Ausdruck von einem Bedürfnis.**
2. **Jedes Verhalten hat einen Auslöser und eine „Geschichte".**

3. Nicht jedes Verhalten muss „abgestellt“ werden, manchmal muss sich auch die Umgebung ändern / umstellen.

Grundsätzliche Empfehlung zum Umgang & Vorgehen

Betroffene, Begleiter & Angehörige berichten immer wieder von ähnlichen herausfordernden Verhaltensweisen & Situationen, die wir nachfolgend kurz aufgreifen wollen.

Aggressionen

Angst, Wut, Unruhe und Frustration können beispielsweise Aggressionen hervorrufen.
Bemühen Sie sich herauszufinden, was der Auslöser für das aggressive Verhalten ist, um solche Situationen in Zukunft möglichst vermeiden zu können.

Verhalten beobachten und nach möglichen Auslösern / Ursachen suchen.

z.B.: Unruhe? Schmerz? Angst? Frustration? ...

→

Nach Lösungen suchen, was getan werden kann, um die Ursache / den Auslöser zu beseitigen.

z.B.: Schmerzmittel, für Ruhe sorgen, Erfolgserlebnisse schaffen usw.

→

Genau beobachten, ob die gewünschten Verhaltensänderungen eintreten. Falls nicht, nicht entmutigen lassen, sondern weiter genau hinschauen, beobachten und Ideen & Lösungen suchen.

Versuchen Sie, entspannt und gelassen zu reagieren. Machen Sie sich bewusst, dass dies die Demenz ist, nicht der eigentliche Mensch Ihnen gegenüber. Nehmen Sie persönliche Angriffe und Anschuldigungen nicht persönlich. – Sie sind nicht gemeint, es ist die allgemeine Überforderung, durch die Krankheit ausgelöst.

Versuchen Sie, in der akuten Situation sich und den Betroffenen abzulenken, wechseln Sie das Thema.

Außerdem wichtig:

- Belehren Sie den Betroffenen nicht.
- Gehen Sie auf sein Gefühl ein, indem Sie beispielsweise sagen: „Jetzt sind Sie aber richtig wütend!“ Siehe auch Validationsmethode auf Seite 47.
- Achten Sie auf Ihre eigene Sicherheit, denn Aggressionen können schnell kippen und zu Handgreiflichkeiten führen.

Bei körperlichen Übergriffen: Stimmen Sie sich mit Ihrem Facharzt oder einem professionellen Berater ab, was Sie tun können, um solche Eskalationen zu vermeiden.

Beschimpfungen & Anschuldigungen

Nicht selten kommt es zu Vorwürfen und Anschuldigungen eines Demenzerkrankten gegenüber seinen eigentlich wohlwollenden Begleitern / Pflegern. Es ist schwer auszuhalten, sich beschimpfen und beschuldigen zu lassen, obwohl man nichts getan hat. Überhören Sie die Anschuldigungen und Vorwürfe, denn diese sind oft nur Ausdruck für die Frustration und Hilflosigkeit des Demenzerkrankten, der seine eigene Welt mit der unseren nicht in Einklang bringen kann.
Nehmen Sie die Ausdrücke und Beleidigungen nicht persönlich, ignorieren Sie diese so weit als möglich. Wechseln Sie

einen Moment später das Thema. Meistens erinnert sich der Betroffene sogleich nicht mehr daran. Achten Sie trotzdem auf sich und nehmen Sie sich immer wieder Zeit für sich, nehmen Sie sich Auszeiten, um den Akku aufzuladen, denn auch wenn man versucht, das Gesagte zu überhören und zu vergessen, trifft es einen manchmal zutiefst. Vielleicht wäre auch eine Selbsterfahrungsgruppe für Sie sinnvoll, um sich mit anderen pflegenden Angehörigen auszutauschen, wie sie damit umgehen. Hilfreiche Tipps und Adressen finden Sie auf Seite 109.

Ständig wiederholendes Fragen

Menschen mit Demenz fragen häufig immer wieder dasselbe. Das kann auch schon einmal den ganzen Tag dauern und im 5-Sekunden-Takt vorkommen. Das gehört zur Erkrankung dazu. Dem Betroffenen ist nicht bewusst, dass er eben erst gefragt hat, was auf das verloren gegangene Kurzzeitgedächtnis zurückzuführen ist. Versuchen Sie, die Fragen immer wieder und mit dem gleichen Ernst zu beantworten und geben Sie nicht nur die Antwort, sondern versuchen Sie dabei auch beruhigend und entspannend auf den Betroffenen einzuwirken. Vermeiden Sie in jedem Fall ein: „Das habe ich dir jetzt schon hundertmal gesagt", auch wenn es noch so schwerfällt und nur menschlich wäre.

Einige gute Tipps, mit denen sich manchmal das ständige Nachfragen beruhigt oder zumindest vorübergehend aussetzt:

- Schenken Sie den Betroffenen einen Moment lang Zuwendung.
- Geben Sie dem Demenzerkrankten eine wichtige Aufgabe und somit das Gefühl: Er wird gebraucht.

- Schreiben Sie die Antwort auf einen großen Zettel und übergeben ihn, wenn der Betroffene erneut fragt. Probieren Sie es aus, manchmal hilft es.

Unruhe/Hinlauftendenz

Menschen mit Demenz sind oft unruhig und laufen häufig auf und ab, fast schon wie ein „Tiger im Käfig“, könnte man meinen. Hindern Sie den Erkrankten dabei nicht, lassen Sie ihn seinem Bedürfnis nach Bewegung nachgehen. Vielleicht können Sie auch herausfinden, was die Ursache der Unruhe und des Bewegungsdrangs ist: Beschäftigt ihn etwas? Muss er beispielsweise schnell nach Hause zur Mama? Oder die Kinder zu versorgen? Hat er Schmerzen?
Unruhe kann auch Ausdruck von Unbehagen oder Angst sein. Folgende Ideen könnten dann helfen, probieren Sie es aus:

- Umgebung ruhig gestalten. Stört vielleicht der Fernseher oder das Radio?
- Bei Gesprächen bewusst ruhig, liebevoll und sanft sprechen.
- Berührung und Körperkontakt können sich beruhigend auswirken und das Wohlbefinden steigern.
- Schaffen Sie kuschelige Ecken mit heimeliger Atmosphäre, einer Kuscheldecke, Puppen oder Teddys, evtl. auch mit einem angenehmen Duft mit ätherischem Öl.

UND: Auch Weglaufen kann vorkommen! Beschaffen Sie gegebenenfalls ein Ortungsgerät oder andere Hilfsmittel. Lassen Sie sich dazu im Sanitätsfachgeschäft beraten. Hängen Sie dem Erkrankten ein Schild um, auf dem die Hausadresse und eine Kontaktnummer steht, oder hängen Sie es an den Rollator.

Wenn der Betroffene irgendwann nicht mehr alleine rausgehen kann, unternehmen Sie selbst Spaziergänge mit ihm, um dem Bewegungsbedürfnis nachzugehen. Nehmen Sie Hilfe in Anspruch, z. B. niederschwellige Angebote, bei denen Betreuungsassistenten mit dem Erkrankten spazieren gehen.

Gestörter Tag-Nacht-Rhythmus

Häufig dreht sich der Tag-Nacht-Rhythmus von Menschen mit Demenz um.
Das ist eine große Belastung für pflegende Angehörige, denn dauerhafter Schlafentzug raubt jedem die Kraft für den Tag. Was ist zu tun bei nächtlicher Unruhe?

- Versuchen Sie, Ihren erkrankten Angehörigen tagsüber wachzuhalten.
- Versuchen Sie herauszufinden, ob es einen bestimmten Grund gibt, warum er nachts unruhig ist. Ist es zu hell?

Gibt es Geräusche? Hat der Betroffene Angst? Träumt er schlecht? Eventuell braucht er ein kleines Nachtlicht. Oder liegt es an unzulänglicher Inkontinenzversorgung?

- Manchmal können pflanzliche Mittel oder ein entsprechender Tee aus der Apotheke das Einschlafen fördern.
- Vermeiden Sie koffeinhaltige Getränke und schweres Essen am Abend.
- Ziehen Sie Ihren Haus- oder Facharzt wegen eventueller Nebenwirkungen von bereits eingenommenen Medikamenten, oder um sich ein Schlafmittel verschreiben zu lassen, hinzu.

Für Ihren eigenen ruhigen Schlaf empfehle ich:

- Sorgen Sie für Sicherheit, indem Sie beispielsweise die Haustür verschließen.

- Nehmen Sie Nachtpflege in Anspruch, lassen Sie sich dazu von Ihrer Pflegekasse beraten. – Sie haben einen gesetzlichen Anspruch auf eine unabhängige professionelle Pflegeberatung!
- Wichtig ist, dass Sie gut für sich sorgen. Jeder braucht Schlaf! Sie können nicht jede Nacht aufstehen!

Verstummen & Teilnahmslosigkeit

Ein „Stück-für-Stück-Entschwinden" in „die eigene Welt" ist bei Menschen mit Demenz, spätestens im letzten Stadium, leider „normal". Sie müssen versuchen, den Rückzug Ihres Angehörigen in seine Welt anzunehmen und zu akzeptieren.
Seien Sie sich dennoch gewiss, auch wenn kaum bis keine Reaktion von Ihrem Angehörigen kommt, er spürt Sie und Ihre Anwesenheit und freut sich über jegliche Form der Zuwendung. – Denn wer ist schon gerne einsam und alleine?

Nun können Sie:

- andere Reize anbieten und die Sinne durch verschiedene Düfte oder wohlriechende Cremes anregen – in Verbindung mit Berührung, z.B. einer Handmassage.
- Ab jetzt ist es wichtig, dass Speisen einen kräftigen Geschmack haben, gerade Süßes hat sich bewährt.
- Bieten Sie die Lieblingsmusik an, nicht irgendeine Musik, sondern die Musik, die er / sie gerne gehört hat. – Hier ist es wichtig, dass keine dauerhafte Beschallung und Berieselung vorherrscht.
- Lesen Sie aus der Zeitung oder altbekannte Märchen und Geschichten vor.
- Singen Sie gemeinsam. – Ein guter Tipp: Kaufen Sie sich zur Unterstützung CDs, z.B. altbekannte Kinderlieder.
- Schauen Sie sich gemeinsam alte Fotos an und wecken Sie so Erinnerungen.

Inkontinenz

Inkontinenz und Demenz sind im Verlauf der Erkrankung irgendwann ein unzertrennliches Duo. Da kann es zu allerlei Pannen kommen, die von beiden Seiten, Betroffenem und pflegender Person, als sehr belastend empfunden werden.
Beispielsweise erkennt der Erkrankte die Toilette nicht mehr und meint, der Kleiderschrank sei die Toilette und erledigt dort sein „Geschäft". Manchmal vergessen Demenzerkrankte, dass sie überhaupt auf Toilette müssen. Oder sie finden von einem Tag auf den anderen die Toilette nicht mehr.
Deshalb nachfolgend einige Tipps, wie Sie sicher nicht alle, aber zumindest einige „Missgeschicke" vermeiden können:

- Die Toilette muss leicht zu finden sein.

- Ein Symbol, ein großes Schild an der Tür oder eine offen stehende Tür helfen manchmal.
- Achten Sie auf leicht zu öffnende Kleidung.
- Bei Sturzgefahr empfehle ich Haltegriffe und einen erhöhten Toilettensitz.
- Große Entfernung zur Toilette erschwert die rechtzeitige Benutzung.
- Strukturieren Sie Toilettengänge, z.B. regelmäßig alle 2 Stunden oder nach jedem Aufstehen, nach jeder Mahlzeit und vor dem Zubettgehen.
- Achten Sie auf eventuelle nonverbale Signale wie beispielsweise eine verstärkte Unruhe, ein Nesteln an der Kleidung oder das Berühren im Intimbereich. Bedenken Sie dabei immer: Inkontinenz ist ein Tabuthema, auch bei Menschen mit Demenz, weil Scham keine Leistung des Gehirnes ist, sondern von Gefühlen und Empfin-

dungen gesteuert wird, die bei einer Demenz nicht betroffen sind.

Wahn & Halluzinationen

Viele Menschen mit Demenz haben Wahnvorstellungen und verkennen die Realität in bestimmten Situationen. Das Problem dabei ist, für den Erkrankten ist dieses Gefühl, diese Situation in dem Moment völlig real. Versuchen Sie zu beruhigen, jedoch ohne die Aussagen des Betroffenen in Frage zu stellen.
Ruft der Betroffene zum Beispiel nach seiner längst verstorbenen Mutter oder spricht mit dieser, hilft es nichts, ihn vom Gegenteil zu überzeugen. Meist löst dies mehr Eskalation aus, als es hilft. Entweder Sie versuchen es mit Validation (lesen Sie dazu auch Seite 47) und sagen zum Beispiel: „Du vermisst deine Mutter!“ oder Sie versuchen, vom Thema abzulenken.

Wenn Ihr Angehöriger alle beschuldigt, ihn bestohlen zu haben, helfen Sie ihm dabei, den vermissten Gegenstand zu finden. Merken Sie sich dabei bevorzugte Verstecke wie Kühlschrank, Schuhe, Wäscheschrank oder Keksdose.

Versuchen Sie auf keinen Fall mit dem Erkrankten zu streiten, wenn er Ihre Erklärungen nicht annimmt und auf den Diebstahl beharrt. Manchmal ist „mitspielen“, zumindest wenn man nicht selbst der Beschuldigte ist, besser.

Bei schweren Wahnvorstellungen müssen Sie jedoch unbedingt Ihren Haus- oder Facharzt mit einbeziehen. Häufig ist dann die Gabe von speziellen Medikamenten für ein gutes und harmonisches Miteinander notwendig.

Medikamentöse und nicht-medikamentöse Therapien

In diesem Kapitel möchte ich vor allem auf die nicht-medikamentösen Therapien sowie auf alles, was das Wohlbefinden von Menschen mit Demenz steigern kann, eingehen.
Wichtig ist mir der dringende Hinweis, die zahlreichen behebbaren Ursachen (mitzu-)behandeln, was nur durch (fach-) ärztliche Hilfe und Beratung möglich ist.
Der Vollständigkeit halber gehe ich zunächst jedoch kurz auf die medikamentöse Behandlung ein, um Ihnen auch zur medikamentösen Therapie einen groben Überblick zu geben.

Behebbare Ursachen behandeln:

Zunächst ist es wichtig zu klären, ob es vielleicht andere behebbare Gründe für die demenzähnlichen Symptome gibt, um diese auszuschließen. Dies könnte z.B. ein Flüssigkeitsmangel, eine Nachwirkung von Narkosen, ein Vitaminmangel, eine Schilddrüsenüber- und -unterfunktion, Infektionen des Gehirns, eine Depression usw. sein. Hier empfiehlt es sich, die entsprechenden Untersuchungen bei / mit dem Hausarzt oder ggf. auch einem Facharzt vorzunehmen.

Medikamentöse Behandlung

Es gibt 3 Medikamenten-Gruppen, welche bei Demenz zum Einsatz kommen. Einen groben Überblick verschafft uns die nachfolgende Tabelle.

Medikamenten-Gruppe	Indikation	Beispiele
Antidementiva	zur Behandlung der Hauptsymptome sowie Aufrechterhaltung der geistigen Leistungsfähigkeit und der Alltagsbewältigung	Donepezil Galantamin Rivastigmin Memantin
Antidepressiva	zur Antriebssteigerung und Behandlung psychischer Beeinträchtigungen sowie Veränderungen im Verhalten z.B. Depressivität, Antriebslosigkeit, Unruhe, Schlafstörungen, Reizbarkeit	Citalopram Duloxetin Mirtazapin Sertralin Venlafaxin
Neuroleptika / Antipsychotika	zur Behandlung von Verhaltenssymptomen, Unruhe, Aggressivität, wahnhaften Symptomen und Sinnestäuschungen	Haloperidol Melperon Olanzapin Pipamperon Quetiapin Risperidon

Die Demenz-Forschung ist hier noch lange nicht am Ende, vor allem nicht in der Behandlung der Hauptsymptome. Hier sind bisher nur wenige Antidementiva zugelassen, zudem mit teils schweren Nebenwirkungen. Die bisher verfügbaren Mittel können Gedächtnisstörungen zeitweise lindern, verlangsamen oder stabilisieren, was zu einer Verbesserung der Alltagskompetenz führen soll.

Eine Sonderrolle spielen pflanzliche Medikamente, beispielsweise auch Ginkgo biloba, welche rezeptfrei in der Apotheke erhältlich sind.

Ob und welche medikamentöse Therapie sinnvoll ist, stimmen Sie bitte eng mit Ihrem Arzt ab, informieren sich bei Apotheken, ggf. bei Heilpraktikern und in entsprechenden Demenz-Sprechstunden.

Nicht-medikamentöse Therapien

Die nicht-medikamentösen Therapien haben einen wichtigen Stellenwert in der Behandlung & Begleitung von Menschen mit Demenz. Dadurch können beispielsweise die geistige Leistungsfähigkeit und die Alltagskompetenzen gefordert und erhalten bleiben. Weiter können durch eine Steigerung des Wohlbefindens Verhaltensstörungen verhindert oder zumindest abgeschwächt werden.

Welche Therapieansätze im Einzelfall infrage kommen, hängt von den individuellen Bedürfnissen des Erkrankten sowie dem Schweregrad der Demenz ab. Wichtig ist es, einfach auszuprobieren und das richtige Maß an Forderung, aber nicht Überforderung zu finden, und somit Erfolgserlebnisse und Freude statt zusätzlicher Frustration zu schaffen.

Nachfolgend eine Auflistung der gängigen Therapiemöglichkeiten.

ROT – Realitätsorientierung

Die sogenannte Realitätsorientierung soll dem Erkrankten helfen, sich zeitlich und räumlich zu orientieren. Große Uhren, Kalender und auch Abbildungen zur Jahreszeit sollen Orientierung und Halt schenken.

Milieutherapie

Die Milieutherapie befasst sich unmittelbar mit dem Lebensraum des Erkrankten. Es wird versucht, diesen so zu gestalten, dass das Umfeld eine Stütze für den Erkrankten darstellt. Milieutherapie ist in allen Stadien der Demenz sinnvoll, weil sie vor allem darauf abzielt, das Wohlbefinden von Menschen mit Demenz zu steigern, indem Wohn- und Lebensräume entsprechend der Erkrankung umgestaltet werden.

Gedächtnistraining

Einfache Wort- und Rätselspiele, in Gruppen oder im Einzelkontakt, sollen neben der Freude an der Aktivität die noch vorhandenen geistigen Fähigkeiten trainieren und erhalten. Dabei ist es jedoch wichtig, weder zu unter- noch überfordern.

Biografiearbeit

Biografiearbeit empfiehlt sich vor allem zwischen Anfangsstadium und mittlerem Stadium der Demenz, um dem drohenden Identitätsverlust entgegenzuwirken. Nur durch das Wissen über die individuelle Biografie des Betroffenen können verschiedene Verhaltensweisen verstanden, eingeordnet und beeinflusst werden.

Sinnesaktivierung/Basale Stimulation

Besonders im fortgeschrittenen Stadium der Demenz nimmt sich der Betroffene nur noch sehr eingeschränkt wahr. Mittels der Basalen Stimulation, dem gezielten Ansprechen der Sinne (Tasten, Hören, Sehen, Schmecken, Riechen), gerade durch Berührung, kann man Menschen mit Demenz „in ihrer Welt“ häufig noch erreichen.

Musiktherapie

Musik erreicht Menschen mit Demenz häufig ohne viele Worte. Das Hören, Spielen und Singen bereitet Betroffenen häufig große Freude. Dabei werden Erinnerungen geweckt, Emotionen finden Ausdruck und Lebensfreude wird verbreitet.

Kunsttherapie

Malen und Gestalten fördert die Kommunikation und weckt Erinnerungen. Durch das schöpferische Tun, in dem es mehr um die Freude als um das Können oder gar um das Endprodukt geht, wird das Selbstvertrauen „Ich kann auch noch was!“ gestärkt.

Validation (nach Richards oder Feil)

In der Begleitung von Menschen mit Demenz hat sich die Methodik der „Validation“ auf Grund der besonderen wertschätzenden Haltung und Kommunikation bewährt. Bei der Validation wird der emotionale Gehalt der Aussage und des Verhaltens des Demenzerkrankten „validiert“, sprich für „gültig erklärt“, ohne bewertet oder gar korrigiert zu werden. Dadurch fühlt sich der Erkrankte in seinem Erleben und Verhalten ernstgenommen.

Ziel nicht-medikamentöser Therapien bei Demenz

Die nicht-medikamentöse Therapie von Menschen mit Demenz zielt darauf ab:

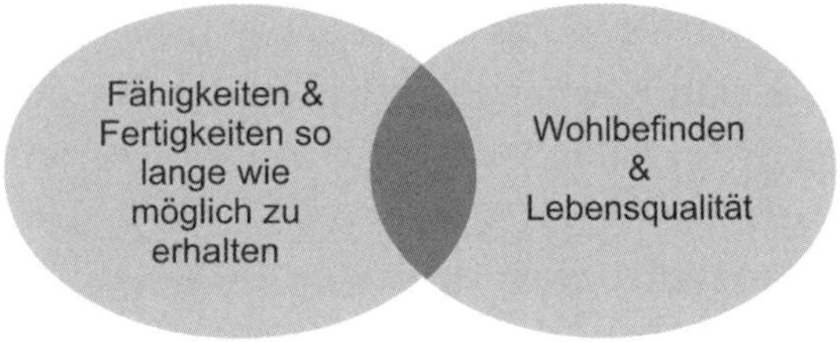

Beides wirkt sich selbstverständlich auf das ganze System des Erkrankten aus, sei es auf eine harmonische familiäre Umgebung Zuhause oder auf das Zusammenleben mit anderen Mit-Bewohnern sowie Betreuungskräften und Pflegern im Heim. Deshalb möchte ich mich im Folgekapitel noch intensiver der aktiven Zuwendung, nämlich der Aktivierung & Beschäftigung, widmen.

Angebote, Beschäftigung & Aktivierung

Wie wichtig eine Tagesstruktur und Angebote zur Aktivierung & Beschäftigung sind, haben uns bereits die Übung „Weiße

Wand“ auf Seite 33 und das vorrangegangene Kapitel vermittelt, doch welche Aktivitäten und Beschäftigungen können Sie anbieten?

Grundsätzlich richten wir uns immer nach den Bedürfnissen und Interessen des Demenzerkrankten und können dann folgendes anbieten:

- bei der Hausarbeit helfen lassen, beispielsweise bei der Zubereitung einfacher Speisen, Gartenarbeit
- Bücher und Zeitschriften lesen
- Rätselaufgaben und Rechenübungen machen, auch Würfelspiele eignen sich
- gemeinsam bei einer Tasse Tee über Erlebnisse aus dem Leben philosophieren, sich miteinander an die gute alte Zeit erinnern
- gemeinsam Wahrnehmungsübungen machen: bewusstes Sehen, Tasten, Hö-

ren, Riechen und Schmecken trainieren, die Sinne aktivieren

- Musik hören, vor allem die, die an früher erinnert
- TV sehen, gezielt z.B. Natursendungen oder Tierdokumentationen – im Fachhandel inzwischen sogar spezielle Filme für Menschen mit Demenz erhältlich
- Spiele wie Domino, Mensch ärgere Dich nicht, Mau-Mau usw. spielen
- spezielle Computerspiele bzw. -programme für das Training von Demenzpatientinnen/-patienten spielen
- Mandalas ausmalen – malen, basteln und kreatives Gestalten
- stricken, häkeln – Handarbeiten
- puzzeln, Memory, Domino oder bekannte Kartenspiele spielen – inzwischen auch zahlreiche Großpuzzle für Demenzbetroffene, spezielle Brettspiele u.a. erhältlich

- Bewegung oder spazieren gehen, einfache Ball- oder Bewegungsspiele
- Sitztanz und Sitzgymnastik – auch hier zahlreiche Literatur erhältlich oder Beispiele im Internet
- ...

Seien Sie einfach kreativ und lassen Sie sich, egal was Sie tun, ganz auf die Begegnung ein. Oft ist dieses „gemeinsam etwas tun" viel mehr wert als das, was Sie tun.

Um verbliebene Fähigkeiten zu erhalten, können Sie bestimmte Ressourcen gezielter aktivieren. –

Aber: Nicht ÜBERfordern!

kognitiv	emotional	motorisch
Kognitive Fähigkeiten aktivieren / erhalten z.B. durch Rätsel, Denkspiele	Emotionale Fähigkeiten z.B. durch alles, was Erinnerungen anregt, Fotoalben und Poesiealben ansehen, alles, was den Menschen an sich, seine (verloren gehende) Identität erinnern und spüren lässt. Dies heißt Biografiearbeit, worauf ich gleich noch näher eingehe.	Motorische Fähigkeiten aktivieren / erhalten z.B. durch Bewegung allgemein, Bewegungsübungen, auch im Sitzen, bei der Körperpflege einbinden, Wiederbeleben alter, vertrauter Aktivitäten, z.B. Fußball oder Kegeln (beides auch im Sitzen möglich!)

Biografie- und Erinnerungsarbeit

Die Biografie des demenziell erkrankten Menschen spielt eine wichtige Rolle. Meines Erachtens ist sie DER SCHLÜSSEL zum Menschen, im Übrigen nicht nur bei Menschen mit Demenz, da diese einen großen Schatz an Erinnerungen und Erfahrungen birgt, der genutzt werden kann.

Biografie- und Erinnerungsarbeit kann uns helfen, weil

- das Langzeitgedächtnis häufig noch lange vorhanden ist.
- wir unverständliche Verhaltensweisen oder Äußerungen des Demenzerkrankten besser verstehen und einordnen können.
- sie es uns im Rahmen einer sinnvollen Tagesgestaltung und Beschäftigung ermöglicht, an frühere Interessen und Vorlieben, auch aus der Kindheit, anzuknüpfen.

- es eine heilsame Methode ist, um dem Demenzbetroffenen immer wieder ein Stück Identität zurückgeben können, die er nach und nach durch die Demenz verliert.

Wie sich dieser Verlust von Erinnerung und damit letztlich der eigenen Lebensgeschichte und Persönlichkeit anfühlt, konnten wir durch die Übung auf Seite 23 bereits erahnen.
In dem wir wissen, dass Herr K. als Beispiel ein Fußballer war, können wir ihn mit dieser Info: „Sie waren ein toller Fußballer, 11-Meter kennen Sie auch, hm?“, direkt ansprechen und ein Stück „Heimatgefühl-in-sich-selbst“ schenken. Herr K. wird dies bejahen, stolz darauf sein, sich dadurch gesehen und mit seinen Interessen und seiner Lebensgeschichte wertgeschätzt fühlen.

Welche Fragen Sie zur Biografie stellen können, finden Sie in der nachfolgenden Auflistung. Im Fachhandel gibt es auch verschiedene Karten-Sets, Spiele oder sogenannte Erinnerungsbücher. Nutzen Sie die Zeit, gerade am Anfang einer Demenz und auch noch im 2. Stadium, um noch mehr von dem Betroffenen zu erfahren.

Mögliche Fragen zur Biografie:

- Was arbeitete Ihr Vater?
- Welche Eigenschaften mochten Sie an Ihrem Vater, welche nicht?
- War Ihre Mutter berufstätig oder Zuhause bei den Kindern?
- Was mochten Sie an Ihrer Mutter, was nicht?
- Haben Sie Geschwister? Älter oder jünger?
- Haben Sie Ihre Groß- oder Urgroßeltern gekannt?

- Wie war das Verhältnis zu den Geschwistern in der Jugend? Wie ist das Verhältnis heute?
- Wo lebten Sie in Ihrer Kindheit? …

Für weitere Biografiefragen und -ideen empfehlen wir typische Biografiefragebögen, die im Netz zu finden sind. Oder mein Biografiespiel „Erzählen Sie! Wie war das?“, ISBN 978-3-95544-175-3.

Dennoch: Menschen erzählen gern von ihrem Leben, von Erinnerungen an die „gute alte Zeit“, und sie lieben es, wenn ihnen jemand zuhört.
Eine gründliche und individuelle Biografiearbeit ist oft nur im Anfangsstadium der Demenz möglich. Versuchen Sie es trotzdem bis zur mittelschweren Demenz, denn jedes Wissen ist wertvoll, und Sie sind später, wenn sich der Betroffenen nicht mehr äußern kann, froh

zu wissen, was er beispielsweise gerne für Musik gehört hat, welches Essen er mochte, welchen Duft usw.

Hilfen und Unterstützung finden

Betreuungs- und Versorgungsmöglichkeiten für Demenzkranke

Inzwischen gibt es zahlreiche Betreuungs- und Versorgungsangebote für Menschen mit Demenz und ihre Angehörigen. Nach wie vor werden viele Demenzerkrankte in ihren Familien betreut und gepflegt. Doch es gibt noch viele andere Möglichkeiten, die Versorgung, Betreuung und Pflege teilweise oder ganz abzudecken.

- ✓ Betreuung und Pflege zu Hause
- ✓ Betreuung und Pflege zu Hause mit Unterstützung durch ehrenamtliche Helfer

- ✓ Betreuung und Pflege zu Hause mit Unterstützung durch ambulante Pflegedienste
- ✓ Betreuung und Pflege zu Hause mit einer Pflegehilfskraft beziehungsweise Haushaltshilfen oder 24-Std.-Hilfe
- ✓ Tagespflegeeinrichtungen, in denen Betroffene tagsüber betreut und aktiviert werden
- ✓ Nachtpflege- und Betreuungsplätze, in denen Betroffene übernachten können
- ✓ ambulant betreute Wohngemeinschaft für Demenzkranke
- ✓ Stationäre Unterbringung über einen bestimmten Zeitraum durch die Leistungen der Pflegekassen
- ✓ Umzug in eine stationäre Einrichtung der Altenhilfe

Und am wichtigsten: Lassen Sie sich beraten!

Sobald ein Mensch mit Demenz mehr Betreuung und Pflege braucht, sind Sie mit vielen Fragen konfrontiert. Lassen Sie sich frühzeitig und umfassend beraten!
Pflegebedürftige Demenzkranke und ihre Angehörigen haben nach dem Pflegeversicherungsgesetz einen Rechtsanspruch auf Beratung, Begleitung und Unterstützung (§ 7a SGB XI). Fragen Sie bei Ihrer Krankenversicherung nach den Adressen für Beratungsstellen sowie ambulanten Diensten oder nutzen Sie das Angebot der Deutschen Alzheimer Gesellschaft mit ihrem **Alzheimer-Telefon Tel.: 01803/17 10 17 für 9 Cent pro Minute.**

Hilfen für pflegende Angehörige

Demenz ist eine schwerwiegende Erkrankung mit Persönlichkeitsveränderung, weshalb die Verantwortung nicht zu unterschätzen ist.

Niemand kann die alleinige Verantwortung tragen, wenn er auch noch ein eigenes Leben haben möchte. Dies anzunehmen und zu verstehen, ist sehr wichtig, da die Begleitung von Menschen mit Demenz unter Umständen Jahre dauern kann und aufgrund der fortschreitenden Erkrankung immer schwieriger wird. Nicht selten kommen pflegende Angehörige an ihre Grenzen und ganze Familiensysteme drohen daran zu scheitern.
Die Betreuung und Begleitung eines Demenzerkrankten ist nicht nur eine körperliche, sondern häufig auch eine seelische Belastung. Deshalb sind professionelle Hilfe-Leistungen für pflegende Angehörige ungeheuer wichtig.
Hierzu zählen:

- Beratung, um in schwierigen Situationen Zuspruch und Unterstützung zu erfahren

- Pflegekurse für Angehörige, um fachliche Tipps und Tricks zu erhalten
- Selbsthilfegruppen, um sich mit Gleichgesinnten austauschen zu können
- Tagestätten, um sich manchmal eine Auszeit zu gönnen
- Gruppennachmittage für Menschen mit Demenz, z.B. Früherkannten-Gruppen oder auch für Menschen mit fortgeschrittener Demenz
- Pflegezeit für Beschäftigte. – Für die Dauer von maximal sechs Monaten hat ein Arbeitnehmer, der einen Angehörigen pflegt, einen Anspruch auf Pflegezeit.
- Familienpflegezeit. – Beschäftigte, die einen Angehörigen pflegen, können ihre wöchentliche Arbeitszeit für die maximale Dauer von zwei Jahren auf bis zu 15 Stunden pro Woche reduzieren, hierfür besteht ein Rechtsanspruch.

- ❖ Leistungen der Pflegekassen in Anspruch nehmen
- ❖ Nehmen Sie Kontakt zur nächst gelegenen Stelle der Deutschen Alzheimer Gesellschaft auf und fragen Sie nach weiteren Entlastungsangeboten in Ihrer Region. – Einige Angebote können auch durch Leistungen der Pflegeversicherung finanziert werden.

Leistungen der Pflegekasse

Wenn Sie Leistungen der Pflegeversicherung in Anspruch nehmen wollen, müssen Sie einen Antrag bei Ihrer Pflegekasse stellen. Diese beauftragt dann ein Gutachten beim MD, Medizinischen Dienst, welcher im Rahmen eines Gesprächs feststellt, ob Pflege- und Betreuungsbedarf & Anspruch im Sinne des Gesetzes vorliegen. Im Gutachten wird eine Empfehlung für die Einstufung in einen der fünf Pflegegrade gegeben. Je nach Pflegegrad steht dann auch die Höhe der Leistungen fest und Sie dürfen aus verschiedenen Leistungsarten wie z.B.

- ✓ Pflegegeld, das frei verwendet werden kann, um die Pflege privat sicherzustellen
- ✓ Sachleistungen für die Versorgung durch einen ambulanten Pflegedienst oder eine Tagesspflegeeinrichtung
- ✓ Leistungen für die Versorgung in einem Pflegeheim

... wählen.

Wenn Sie dieses Thema vertiefen wollen, empfehle ich Ihnen das „Informationsblatt 8 – Die Pflegeversicherung" der Deutschen Alzheimer Gesellschaft als Grundlage, um sich dann von Ihrer Kasse beraten zu lassen.
www.deutsche-alzheimer.de

Betreuter Urlaub

Es gibt eine Reihe an Urlaubsangeboten für Demenzerkrankte zusammen mit ihren Angehörigen oder Betreuungskräften, die beispielsweise von örtlichen Alzheimer-Gesellschaften oder anderen Organisationen angeboten werden. Eine Liste solcher Angebote ist auf der Homepage der Alzheimer Gesellschaft hinterlegt.

Weitere Informationsquellen

Inzwischen gibt es eine große Anzahl von Broschüren, Sachbüchern, Romanen und sogar Filmen zum Thema Demenz. Auch das Internet bietet eine Vielzahl an informativen Seiten an. Adressen hierzu finden Sie ab Seite 109.

Helferinnen- und Helferkreise / Betreuungsbörsen & Nachbarschaftshilfen

Viele Helferkreise und Organisationen bieten eine stundenweise Betreuung und

Beschäftigung (keine Pflege!) durch geschulte ehrenamtliche Helfer an. Gegen eine Aufwandsentschädigung beschäftigen sie sich mit den Erkrankten zu Hause, begleiten sie auf Spaziergängen oder zu Erledigungen. Auch diese Angebote können über den „Entlastungsbetrag" der Pflegeversicherung finanziert werden.

Wenn es Zuhause nicht mehr geht…

Wenn eine Demenzerkrankung sehr weit fortgeschritten ist, kommt irgendwann der Zeitpunkt, an dem Angehörige mit der Pflege überfordert sein können. Die Entscheidung, einen lieben Menschen in ein Pflegeheim zu geben, fällt sicher nicht leicht, trotzdem ist es manchmal nicht anders möglich und so das Beste für alle Beteiligten.

Wenn Sie sich nun für eine Einrichtung entscheiden müssen, haben Sie hier eine kleine Checkliste, auf was Sie bei der Auswahl achten können.

Checkliste Pflegeheim / Demenz WG – Auswahlkriterien

Nachfolgende Check-Liste kann bei der Suche eines Pflegeheimes helfen:

- ✓ Befindet sich das Pflegeheim in örtlicher Nähe zum Wohnort der Familie beziehungsweise der Angehörigen?
- ✓ Kann die Pflegeeinrichtung (falls nötig) durch Angehörige mit öffentlichen Verkehrsmitteln erreicht werden?
- ✓ Wirken die Pflege- und Betreuungskräfte freundlich und kompetent?
- ✓ Ist die Atmosphäre stressfrei, wohnlich und familiär oder fühlen Sie sich an ein Krankenhaus, ein Hotel oder eine Kindertagesstätte erinnert?

- ✓ Erleichtern Piktogramme, Wegweiser und eine entsprechende Farbgestaltung die Orientierung?
- ✓ Gibt es gemütliche Nischen, in denen sich Menschen aufhalten?
- ✓ Werden die Bewohner würdevoll und fürsorglich behandelt? Verräterisch sind Begriffe wie „unsere Patienten", „Insassen" oder „Pflegefälle".
- ✓ Kümmert sich das Personal oder reagiert es nur auf die Klingel? Können Sie kleine Gesten der Freundlichkeit beobachten?
- ✓ Wie wirken die Bewohnerinnen und Bewohner?
- ✓ Wie vielen Bewohnerinnen und Bewohnern begegnen Ihnen? Sind diese an ihrer Umgebung interessiert oder wirken sie apathisch?
- ✓ Ist die Kleidung der Bewohnerinnen und Bewohner sauber? Sie muss allerdings nicht unbedingt zusammenpas-

sen. – Gute Heime überlassen ihren Bewohnerinnen und Bewohnern individuelle Entscheidungen.

- ✓ Wie viel Freiheit haben geistig verwirrte Bewohnerinnen und Bewohner?
- ✓ Welche Angebote speziell für Menschen mit Alzheimer oder einer anderen Form der Demenz gibt es? Wie wird auf ihre Vorlieben und ihre Biografie eingegangen?
- ✓ Kooperiert das Pflegeheim mit Fachärzten?
- ✓ Gibt es im Haus Angebote wie Physiotherapie, Ergotherapie, Podologie?
- ✓ Stehen den Betreuten feste Ansprechpartner und Bezugspersonen zur Verfügung?
- ✓ Gibt es qualifiziertes Fachpersonal und ein spezielles Konzept für die Begleitung von Menschen mit Demenz?
- ✓ Gibt es für die Bewohnerinnen und Bewohner Einzel- und Gruppenange-

bote, um sich ihren Möglichkeiten entsprechend zu beschäftigen? Gibt es hierzu einen Wochenplan aller Aktivitätsangebote?

- ✓ Gibt es eine Zusammenarbeit mit einem Hospiz- und Palliativberatungsdienst?
- ✓ Hat die Einrichtung ein Konzept für Palliative Care/Sterbebegleitung?
- ✓ Können Angehörige rund um die Uhr zu Besuch kommen?
- ✓ Welche Kosten entstehen?
- ✓ Welche Dienstleistungen sind im monatlichen Entgelt inbegriffen und welche Leistung müssen gegebenenfalls gesondert gezahlt werden?
- ✓ Entsprechen die Menüpläne den individuellen Anforderungen und Vorlieben?
- ✓ Stehen auch außerhalb der regulären Essenzeiten ausreichend Speisen und Getränke zur freien Verfügung?

- ✓ Entsprechen die Menüpläne dem individuellen Krankheitsbild? Können die Menüs entsprechend angepasst werden (z.B. bei Diabetes oder Allergien)?
- ✓ Entspricht das Pflegeheim den eigenen Ansprüchen an Hygiene und Sauberkeit?
- ✓ Stehen innerhalb des Gebäudes ausreichende Möglichkeiten zur Freizeitgestaltung zur Verfügung (z.B. Bibliothek, Sportangebote)?
- ✓ Können eigene Möbel mitgebracht werden?
- ✓ Sind die Zimmer ausreichend groß?

Welches Pflegeheim oder welche Seniorenresidenz infrage kommt, hängt von vielen Faktoren ab. Eine Checkliste kann jedoch eine gute Hilfe sein.

Finanzielle Unterstützung

Sozialhilfe

Wenn die Leistungen der Pflegeversicherung und die eigenen finanziellen Mittel nicht ausreichen, können Sie beim Sozialamt „Hilfe zur Pflege“ beantragen. Dann wird geprüft, ob eigenes Einkommen und Vermögen zur Verfügung stehen oder ob Kinder und Ehepartner, die zum Unterhalt verpflichtet sind, Zahlungen leisten müssen. Doch keine Angst, dabei gilt ein hoher „Freibetrag“. Lassen Sie sich hierzu beim zuständigen Sozialamt beraten!

Schwerbehindertenausweis

Ein Schwerbehindertenausweis bringt steuerliche und andere Vorteile, Zuschüsse zur Wohnraumanpassung und für Erwerbstätige einen erhöhten Kündigungsschutz und zusätzliche Urlaubstage.

Je nach Merkzeichen auf dem Ausweis werden Freifahrten mit öffentlichen Verkehrsmitteln auch für Begleitpersonen sowie eine Ermäßigung der Rundfunkgebühren gewährt. Ein Antrag kann beim zuständigen Versorgungsamt bzw. Landesamt gestellt werden.
Zur Info: Eine Behinderung im Sinne des Sozialgesetzbuches IX liegt vor, wenn die körperliche, geistige oder seelische Gesundheit länger als sechs Monate von dem für das Lebensalter typischen Zustand abweicht, was bei einer Demenz gegeben ist.

Vorsorge & Rechtliches

Vorsorgen

Sie haben drei Möglichkeiten der Vorsorge: **Vorsorgevollmacht, Betreuungsverfügung und Patientenverfügung.**

Vorsorgevollmacht

Bei der Vorsorgevollmacht handelt es sich um einen privatrechtlichen Vertrag, der zwischen einem Vollmachtgeber (Betroffener) und dem Bevollmächtigten abgeschlossen wird. Es wird festgelegt, in welchen Bereichen der / die Betroffene vertreten werden soll. **Lassen Sie sich hierzu in einer Beratungsstelle ausführlich und individuell beraten und unterstützen.**

Betreuungsverfügung

Bei der Betreuungsverfügung handelt es sich um eine verbindliche Willensäußerung. Der / die Verfügende legt fest, wer bei Bedarf die gesetzliche Betreuung durchführen soll. Es wird u.a. festgelegt, für welche Aufgaben der / die gewünschte BetreuerIn zuständig ist. **Lassen Sie sich hierzu in einer Beratungsstelle ausführlich und individuell beraten.**

Patientenverfügung

Bei der Patientenverfügung handelt es sich um eine verbindliche Willensäußerung, die seit September 2009 auch eine gesetzliche Grundlage hat. Dabei legt der / die Verfügende fest, wie er / sie medizinisch behandelt werden möchte, wenn er / sie dies selber nicht mehr mitteilen kann. Hierfür gibt es inzwischen zahlreiche Vordrucke. **Lassen Sie sich hierzu in einer Beratungsstelle ausführlich und individuell beraten und unterstützen.**

Buchtipp hierzu: **„Sprechstunde Patientenverfügung"** ***Fälle, Fragen & Antworten aus der Praxis*** von Marion Jettenberger, ISBN 978-3-95544-135-7.

Damit diese Vorsorgedokumente auch gültig sind und nicht angefochten werden können, muss die betreffende Person zum Zeitpunkt der Erstellung einwilligungsfähig sein, was am Anfang der De-

menz noch gegeben ist. Dies sollten Sie sich jedoch unbedingt von einem Arzt attestieren lassen.

Mutmaßlichen Willen ermitteln

Es gibt auch noch eine 4. Möglichkeit, zur Not, in dem man den mutmaßlichen Willen auf Grund konkreter Anhaltspunkte ermittelt. Dazu werden frühere mündliche oder schriftliche Äußerungen, ethische oder religiöse Überzeugungen und sonstige persönliche Wertvorstellungen des Betreuten berücksichtigt.

Es macht durchaus Sinn und ist zu empfehlen, noch rechtzeitig zu Beginn einer Demenz, solange der Betroffene noch unterzeichnen kann, eine Patientenverfügung oder Vollmacht zu verfassen. So kann sich der Betroffene sicher sein, dass Wünsche, beispielsweise zu lebensverlängernden Maßnahmen, auch wenn er sich einmal nicht mehr äußern kann, berücksichtigt werden.

Hilfreiche Tipps hierzu finden Sie auch im Infoblatt der Deutschen Alzheimer Gesellschaft „Empfehlungen zum Umgang mit Patientenverfügungen bei Demenz" oder auf dieser Seite: www.wegweiser-demenz.de.

Haftung und Versicherung

Wer aufgrund einer Demenz nicht in der Lage ist, die Folgen seines Handelns zu überblicken bzw. die Unrechtmäßigkeit einer Handlung (zum Beispiel stehlen/im Laden etwas mitnehmen, ohne zu bezahlen) einzusehen, der gilt vor dem Gesetz als „nicht schuldfähig" bzw. „nicht deliktfähig". Für Schäden, die eine nicht schuldfähige Person verursacht, können in der Regel weder Sie selbst noch Ihre Angehörigen verantwortlich gemacht werden.

ABER wenn einem Angehörigen durch das Betreuungsgericht die komplette „Personensorge“ bzw. die Beaufsichtigung eines Demenzerkrankten übertragen wurde, haftet dieser für den Schaden, der verursacht wurde.
Ich empfehle immer eine private Haftpflichtversicherung abzuschließen, wenn noch keine vorliegt, denn diese prüft dann, ob im Falle eines Schadens Angehörige überhaupt haftbar gemacht werden können. Weiter können Sie bei Ihrer Versicherung nachfragen, ob Ihre Versicherung auch die Absicherung von „deliktunfähigen erwachsenen Personen“ miteinschließt.

Nachwort

Zu guter Letzt ein herzliches Dankeschön:

♥ an alle Begleiter von Menschen mit Demenz, ob Pflege, Betreuung, Seelsorge, aus dem Ehren- oder Hauptamt

♥ an die Demenzbetroffenen, denen ich begegnen und mit denen ich wachsen durfte

♥ an alle betroffenen Angehörigen, die ich ein Stück ihres Weges begleiten und beraten durfte.

Sie alle lehrten und lehren mich tagtäglich im Perspektivwechsel, in achtsamer Haltung, Begegnung & Kommunikation. Ich hoffe, ich konnte einen Einblick in die Welt der betroffenen Menschen mit Demenz geben und so ein wenig dazu beitragen, auch manch mitunter schwierige Situation oder Krise besser zu meistern.

Herzlichst Ihre Marion Jettenberger
marionjettenberger@gmail.com

Hilfreiche Adressen

Kurse für pflegende Angehörige, Pflege- und Betreuungskräfte biete ich, Marion Jettenberger, Referentin & Autorin für Pflege, Betreuung und Gerontopsychiatrie, Hospizarbeit, Palliative Care und Tiergestützte Intervention
www.m-jet.de
marionjettenberger@gmail.com

„Ratgeber Pflege": Der Pflege-Ratgeber bietet einen Überblick über das Pflegesystem und beantwortet die häufigsten Fragen im Zusammenhang mit der Pflege.
Bestell-Nr.: BMG-P-07055.

„Ratgeber Krankenversicherung": Dieser Ratgeber hilft Ihnen, sich in unserem Gesundheitswesen besser zurechtzufinden. Von der Wahl der Krankenkasse bis zu Tipps für den Gang in die Apotheke –

diese Broschüre zeigt die wichtigsten Bestimmungen auf einen Blick.
Bestell-Nr.: BMG-P-07031

Kostenlose Bestellung unter:
E-Mail:
publikationen@bundesregierung.de
Telefon: 030/18 272 2721
Fax: 030/18 10 272 2721
Schriftlich:
Publikationsversand der Bundesregierung,
Postfach 48 1009 in 18132 Rostock

Deutsche Alzheimer Gesellschaft e.V.
Selbsthilfe Demenz
Friedrichstraße 236 in 10969 Berlin
Telefon: 0 30/2 59 37 95-0
E-Mail: info@deutsche-alzheimer.de
www.deutsche-alzheimer.de

Spricht eher für eine Demenz	Spricht eher für eine Altersvergesslichkeit
„Ich werde immer vergesslicher. Das wird immer schlimmer."	„Nur manchmal vergesse ich mal einen Namen oder Geburtstag."
„Ich verlege immer häufiger Dinge und finde sie dann plötzlich an unpassenden Orten!" z.B. Geldbeutel im Kühlschrank	„Ich verleg schon mal was. Wenn ich dann aber suche und drüber nachdenke, wann ich es das letzte Mal hatte, finde ich es in der Regel auch wieder."
„Ich vergesse alles, selbst Notizzettel helfen mir nicht mehr dabei."	„Mein Erinnerungskalender, in den ich alles eintrage, hilft mir. Auch meine Notizzettelchen und Listen helfen mir dabei, nichts zu vergessen."
„Komplizierteren Aufgaben kann ich nicht mehr gerecht werden, da komm ich zwischendrin immer durcheinander und weiß nicht mehr weiter!"	Ich kann noch gut Aufgaben erledigen, auch wenn es mal komplizierter ist."

Hinweis auf Depression	Hinweis auf Demenz
rascher Beginn, Dauer weniger als 6 Monate	meist langsamer Beginn, erste Zeichen oft länger als ein Jahr zurück
auffällige Leistungsschwankungen bei Aufgaben gleichen Schweregrades	oft gleichmäßige Leistungsminderung bei Aufgaben gleichen Schweregrades
Klagsamkeit, „Ich weiß nicht“-Antworten	Dissimulation, gute Leistungs- und Testmotivation
Schlafstörung, Gewichtsverlust, Grübelzwang, Suizidgedanken	Kurzzeitgedächtnisdefizit im Vordergrund
orientiert, weiß Hilfe zu finden	desorientiert, ungezielt Hilfe suchend
allgemeine Leistungsschwäche, über die geklagt wird, oft detaillierte Schilderung der kognitiven Defizite	Überspielen der Fehlleistungen (z.B. Fernbedienung ist kaputt, statt nicht mehr zu wissen, wie sie funktioniert)
gute Alltagskompetenz im Gegensatz zum schlechten Abschneiden in Tests	schlechte Alltagskompetenz u. schlechtes Abschneiden in Tests entsprechen sich
meist gutes Ansprechen auch der kognitiven Symptome auf Antidepressiva und Psychotherapie	kein Ansprechen d. kognitiven Symptome auf Antidepressiva u. Psychotherapie, bei gleichzeitiger Depression aber Besserung d. Stimmung u. Beruhigung

Ergebnis zu Empathie-Übung 5: „Zeitlupe – Entschleunigen"

1. *Blase und Darm drücken – ich muss mal.*
2. *Ich stehe auf, bewege mich in Richtung Toilette.*
3. *Ich gehe hoffentlich in die richtige Richtung zur Toilette.*
4. *Ich erkenne die richtige Tür.*
5. *Ich drücke die Türklinke nach unten und öffne die Tür.*
6. *Ich gehe durch die Tür durch und schließe die Tür wieder hinter mir.*
7. *Ich öffne den Toilettendeckel.*
8. *Ich drehe mich um und öffne meinen Knopf/Reißverschluss von der Hose.*
9. *Ich schiebe die Hose herunter oder ziehe den Rock hoch.*
10. *Ich ziehe den Slip herunter.*
11. *Ich setze mich auf die Toilette.*
12. *Nun kann ich mich lösen.*

13. Ich nehme Toilettenpapier (erkenne Toilettenpapier als Toilettenpapier und weiß, wie ich es benutze).
14. Ich wische mich vorne und hinten, je nachdem, ab.
15. Ich entsorge das Toilettenpapier in der Toilette (hoffentlich nicht irgendwo).
16. Ich stehe auf.
17. Ich ziehe meinen Slip hoch.
18. Ich zieh meinen Rock runter oder die Hose hoch.
19. Ich dreh mich um, drücke den Knopf zum Runterspülen.
20. Ich verwende bei Bedarf die Toilettenbürste.
21. Ich mach den Toilettendeckel wieder runter.
22. Ich geh zum Waschbecken.
23. Ich öffne den Wasserhahn, mach meine Hände nass.
24. Ich greife nach der Seife, seife meine Hände, spüle sie ab.

25. *Ich stelle das Wasser wieder ab.*
26. *Ich gehe zur Tür, drücke die Türklinke herunter und geh wieder durch die Tür.*
27. *Ich schließe hinter mir die Tür wieder.*
28. *Ich laufe zurück, wo ich vorher saß oder wo ich jetzt hin möchte und mach mit dem normalen Tagesablauf weiter.*

Knapp 30 Schritte für einen Toilettengang. – Ganz schön komplex, oder? War Ihnen dies bewusst? Ist Ihnen auch bewusst, was da alles schiefgehen kann? Beispielsweise den Toilettendeckel nicht öffnen, trotzdem Pipi machen, den Slip vorher nicht herunterziehen, trotzdem loslassen, Klopapier nicht benützen, die Hände stattdessen benutzen und nicht waschen, es daher überall verteilen usw. Wer schon mal gepflegt hat, der weiß, wovon ich spreche und welche Fallstricke da möglich sind…

<u>Fazit:</u> Wichtig war mir, Ihnen die Komplexität aufzuzeigen, die bei uns automatisiert und unbewusst abläuft, aber für Demenzbetroffene eine echte Herausforderung darstellen kann.
Überlegen Sie gerne noch, wie komplex es ist, sich ein Brot zu schmieren oder Tee zu kochen. Da wird Ihnen vielleicht bewusst, wie umfassend solche Alltagaufgaben sind.
Oft wird schon wieder vergessen, was man da im Schrank, den man gerade geöffnet hat, wollte. – Ah, Tee! Warum hat man den Herd angestellt? – Ah, um Wasser zu kochen … Mitunter wird dies auch gefährlich: z.B. ein Wasserschaden wegen einem nicht verschlossenen Wasserhahn oder ein Feuer wegen einer angelassenen Herdplatte…

1 x 1 der Sterbebegleitung

Am Ende wissen, wie es geht ...

von Marion Jettenberger

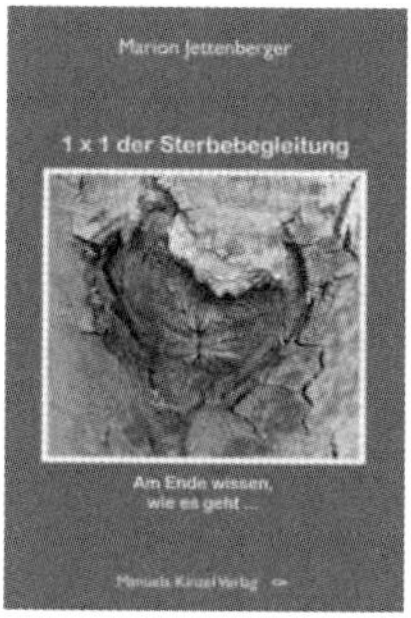

Zum Buch: Sterben und Tod sind in unserer Gesellschaft für viele Menschen schwierig geworden. Beides wird oft so lange wie möglich verdrängt und meist auch tabuisiert. Ist man dann doch plötzlich mit der Zeit des Sterbens unmittelbar um einen herum konfrontiert, ist es für viele Begleiter, An- und Zugehörige eine Zeit der Krise, der Angst und der Unsicherheit. Mit diesem kleinen 1 x 1 der Sterbebegleitung haben sie einen Wegbegleiter, um am Ende zu wissen, wie es geht. Was Sie beachten können, was Sie noch tun können, wo Sie Hilfen finden usw. - denn am Lebensende können wir noch sehr viel für unseren Zu-Begleitenden und letztlich auch für uns tun.

*ISBN 978-3-95544-166-1 * 80 Seiten * 11 €*

Mein Name ist Klara

Demenz
Eine Betroffene und ihre Angehörige erzählen

von Marion Jettenberger

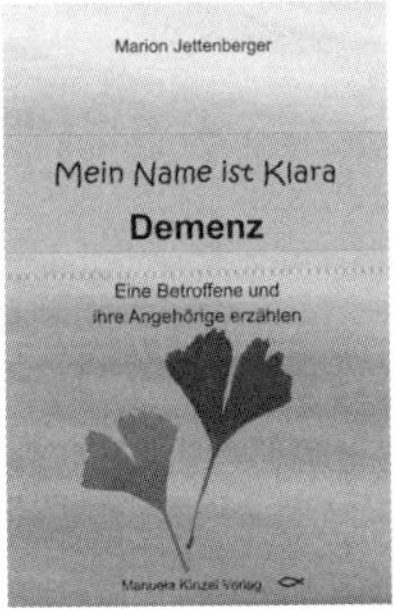

Zum Buch: Mein Name ist Klara wird von 2 Stimmen erzählt. Zunächst berichtet Klara aus ihrem Leben mit beginnender Demenz, solange sie noch aktiv schreiben und erzählen kann. Klara nimmt uns mit in ihre Welt, sodass ein Einfühlen in die Gefühlswelten von Demenzerkrankten möglich wird. Irgendwann übernimmt ihre Tochter, um ihrer Mutter weiter eine Stimme zu geben und um uns das Erleben einer demenziellen Erkrankung aus Sicht der Angehörigen und deren Nöten zu ermöglichen. So können wir am Lebensweg ihrer Mutter bis in die fortgeschrittene Demenz teilhaben. Die Erzählungen werden durch Nummern im Text begleitet, die auf den zweiten Teil des Buches verweisen, in dem Sie zahlreiche fachliche Erklärungen, Tipps für sich oder für andere von dieser Diagnose betroffene Menschen oder deren Ansprechpartner, finden.

*ISBN 978-3-95544-092-3 * 254 Seiten * 15 €*

Sprechstunde Demenz

111 Fragen & Antworten

von Marion Jettenberger

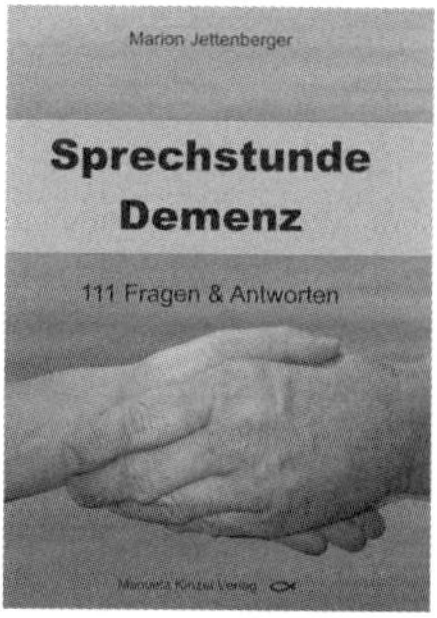

Zum Buch: 1,6 Millionen Menschen leiden in Deutschland an Demenz, Tendenz steigend.
Die Diagnose Demenz belastet den Erkrankten sowie den Angehörigen und wirft viele Fragen auf.
Sprechstunde Demenz - 111 Fragen & Antworten soll Betroffene, Angehörige, Betreuer und Interessierte über das Krankheitsbild Demenz informieren.
Die LeserInnen erhalten einen Überblick über Themen wie Symptomatik, Diagnosestellung, Verlauf, Prognose, Therapieformen, Behandlungsmöglichkeiten und zahlreiche praktische Tipps von der erfahrenen Demenzberaterin.

*ISBN 978-3-95544-047-3 * 156 Seiten * 14 €*

Sprechstunde Patientenverfügung

Fälle, Fragen & Antworten aus der Praxis

von Marion Jettenberger

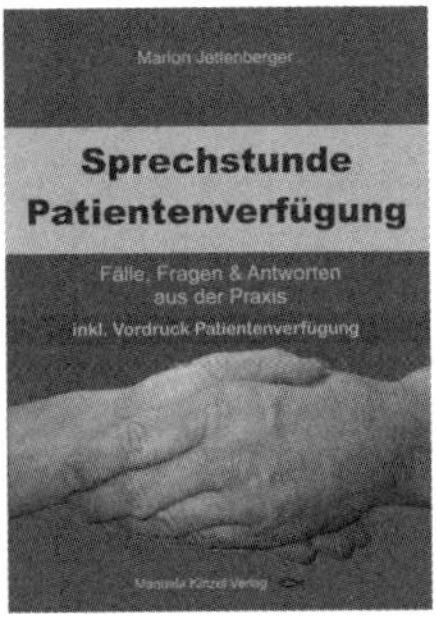

Zum Buch: Immer mehr Menschen machen sich Gedanken zum Thema Patientenverfügung, um für die Situation, in der sie Entscheidungen über medizinische Behandlungen nicht mehr selbst treffen können, den eigenen Willen in einer Patientenverfügung niedergeschrieben wissen. Das beruhigt den Verfasser und entlastet die An- und Zugehörigen immens. Das Erstellen einer Patientenverfügung wirft jedoch viele Fragen, Emotionen und Unsicherheiten auf. „Sprechstunde Patientenverfügung" soll umfassend informieren, Vorteile, Risiken und Stolperfallen aufzeigen, eine Reflexion mit der eigenen Endlichkeit fördern und Hilfe beim Verfassen der Patientenverfügung sein.

*ISBN 978-3-95544-135-7 * 148 Seiten * 14 €*

Erzählen Sie! Wie war das?

Ein Biografie- & Erinnerungsspiel als praktisches Karten-Set

von Marion Jettenberger

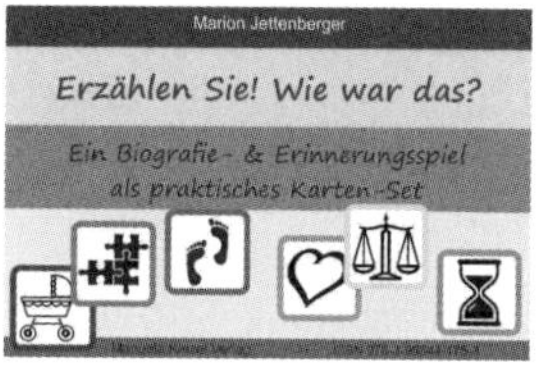

Zum Spiel: Ein praktisches Kartenset, um sich mit seinen Zu-Begleitenden auf deren Lebensspuren zu machen.
In jedem Leben stecken spannende Geschichten, die Sie mit dem Kartenset kennenlernen dürfen.
Gerade in der Pflege demenziell erkrankter Menschen, deren Identität stetig schwindet, kann das Wissen um die Schlüsselmomente des Lebens hilfreich sein, um diese Menschen in ihrer Welt zu erreichen.
Das Karten-Set ist in insgesamt sechs Themenbereiche unterteilt und farblich gekennzeichnet. Dadurch lässt sich auch mal ein Thema gezielt als einzelnes herausnehmen oder ein Themenbereich weglassen oder mit einem Farbwürfel die 6 Bereiche erwürfeln. Weitere Ideen & Tipps siehe Spielanleitung(en).

Zielgruppe: Diese spielerische Art des gemeinsamen Erinnerns und der Biografiearbeit ist ideal für Angehörige Betroffener, Hospizbegleiter*innen, Betreuungskräfte, Pflegekräfte uvm. und kann sowohl in der Gruppe als auch im Einzelkontakt genutzt werden.

*ISBN 978-3-95544-175-3 * 96 Karten * ca. 20 €*

… beim Manuela Kinzel Verlag

Tel. 07165 / 929 399
www.manuela-kinzel-verlag.de
Mail: info@manuela-kinzel-verlag.de